長生きしたけりゃ ふくらはぎをもみなさい

揉揉小腿肚の驚人自癒奇蹟

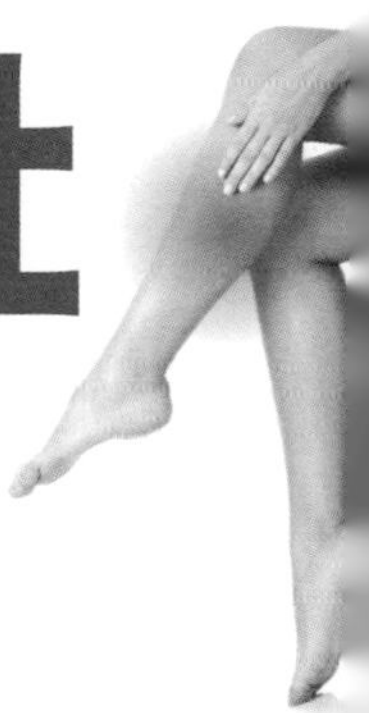

鬼木豐◎監修 槙孝子◎著
蔡麗蓉◎譯

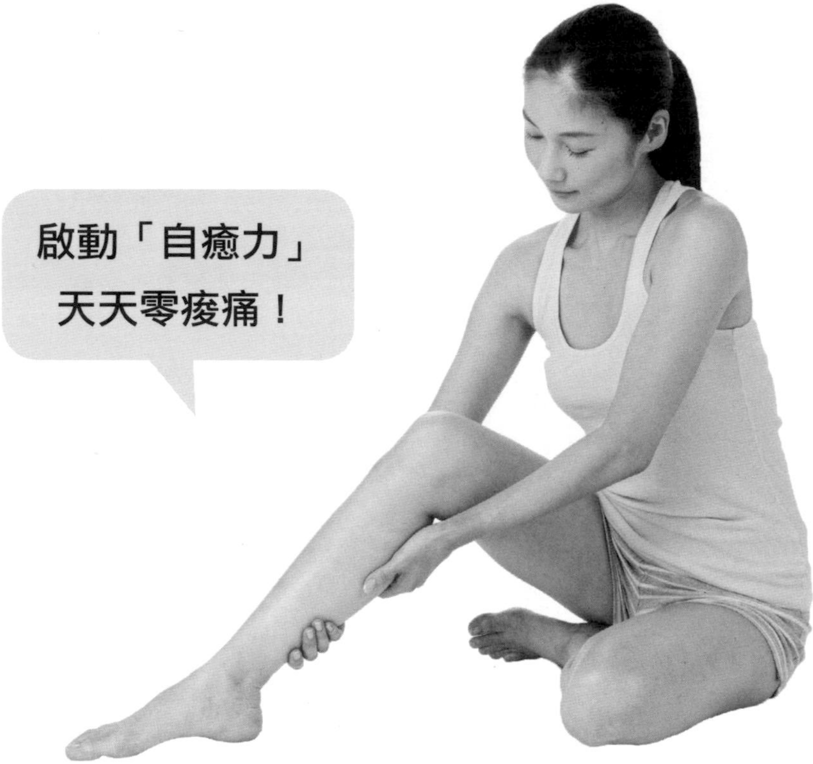
啟動「自癒力」
天天零痠痛！

作者序

神奇「小腿肚」，揉一揉就健康！

請用手輕輕抓捏自己的「小腿肚」，覺得觸感如何呢？是僵硬、冰冷涼涼的？還是溫暖、有彈性呢？

身心健康、每天都睡得很好的人，**小腿肚摸起來會「溫暖、柔軟、有彈性」。相反地，小腿肚如果「比手掌更冰冷、軟趴趴缺乏彈性、硬梆梆、腫脹到不行、肌肉裡有硬硬的腫塊、手指按壓後有明顯痕跡」**，應該都是身體不適、常常覺得這裡痛、那裡痠，或者內心煩惱很多、壓力很大的人。

現在，請各位揉揉小腿肚1分鐘，應該有許多人腳尖馬上會變溫熱，或是從後背升起一股暖意。為什麼只是摸摸小腿肚，身體就會變溫暖呢？**小腿肚的神奇之處，就是能使血液順暢地運行全身。**

因為地心引力的關係，人體約有70％的血液會集中在下半身。小腿肚就像一個「幫浦」，可承接由上方慢慢傳送下來的血液，接著抵抗地心引力，努力將血液送回心臟，而且日夜不停運作。小腿肚的功能如此重要，可說是人體的「第二顆心臟」。

●壓力大、愛吹冷氣、喝冷飲，都會讓小腿肚「生病」！

小腿肚的幫浦功能一旦衰退，血液就會一直停滯在腳部，甚至引起人人談之色變的「經濟艙症候群」（又稱旅行者血栓症、深部靜脈血栓症）。

這種疾病是搭飛機或坐車時，長時間坐著導致血流凝滯不前，有時甚至會在膝蓋後側等處的靜脈形成血栓，人一旦起身，血栓就會流到肺部造成血管堵塞。

日本成田機場每年都會發生約150件這種病例，造成數人死亡。

透過超音波實驗證明：**坐在椅子上30分鐘，小腿肚上方的血流速度會減退一半。此時只要刺激一下小腿肚就能改善血流情形**，因此各家航空公司在長程飛行時，都會建議乘客定時伸展膝蓋以下的部位。

＊手腳冰冷，免疫力也會跟著下降！

不管是在家中或是辦公室，多數人坐著不動的時間比站立的時間還長，明顯運動不足；不然就是運動過度造成小腿肌肉疲勞。**生活壓力大、愛吹冷氣、愛喝冷飲等生活習慣，都會使小腿肚愈來愈衰弱**，造成體內容易形成血栓，血管也會變得不健康，增加腦梗塞或罹患心臟病的風險。

正常體溫不到36度屬於低體溫，而且不論是男女老幼，低體溫的人數都明顯增加。以往常說「手腳冰冷是萬病之源」，現代醫學也大聲疾呼「體溫下降1度，免疫力就會下降30％，基礎代謝也會減少超過10％」。

其實手腳冰冷的元凶，就是「血液停滯」。如同河川不流動河水就會變混濁，血液無法順暢運行時，營養與荷爾蒙輸送受到阻礙，血液無法充分送到末端，體溫就會降低。

結果將造成腸胃、心臟、腎臟無法全力運作，因而使免疫力下降變得容易感冒，癌細胞也會蠢蠢欲動。影響體內的脂肪或老廢物質囤積，造成水腫與肥胖。全身上下都會感到不適與疼痛，甚至肌膚黯沉、髮質變差。

那麼，該如何改善血液循環，讓身體溫熱起來呢？非常簡單！只要每天「按摩小腿肚」就行了。這個簡單的動作還可以調整自律神經，大幅提升免疫力！

腰痛、失眠、便秘，只要揉揉小腿肚就能改善

小腿肚自癒按摩法的創始人，為外科醫師石川洋一。他曾親眼目睹患者點滴無法打入血管，居然揉揉小腿肚就得以改善。石川醫師便聯想到「只要改善血液循環，就能預防百病」，於是放下手術刀，開始鑽研「小腿肚自癒健康法」，並留下許多實績。

約莫8年前，我開始擔任「身心健康堂」院長一職，並採用石川醫生親自傳授的小腿肚按摩法，增進自身與患者的健康。

按摩小腿肚除了能消除手腳冰冷與便秘，**連長年的腰痛也只按摩2次就幾乎根治，癌症的腫瘤標記指數也下降了。**每天持續按摩，還有瘦身效果，能使人瘦得健康、恢復肌膚的光澤神采。平日很難入睡的小朋友，只要按摩小腿肚2分鐘就能安穩入眠。小腿肚的力量，實在令人瞠目結舌。

每天揉一揉、按一按，預防百病、長命百歲

本書以彩色照片解說按壓手法，只要參考第3章的方法，在家也能進行小腿肚按摩。而且隨時隨地都能做，從現在開始體驗「容易入睡」、「排泄順暢」、「肩膀痠痛不再」等效果。

第1、2章將詳細解說「小腿肚自癒健康法」，並分享找回健康的實例；第4、5章會針對手腳冰冷、免疫力降低、肥胖、高血壓、失眠、腰痛等症狀，推薦適合的「小腿肚自癒健康法」。第5章最後還有健康診療室Q&A，為大家解答常見的疑惑。

小腿肚就像每個人的「私人醫生」，觸碰便能瞭解身心狀態，持續按摩可以改善不適症狀，所以經常按摩小腿肚能使人活得健康、活得長久。**請大家每天都要摸摸小腿肚，一方面慰勞它的辛苦，一方面放鬆肌肉。**記得多和小腿肚「交流」，與小腿肚的關係愈緊密，就會離疾病愈遠！

身心健康堂院長　槙孝子

★驚人的「小腿肚」按摩功效

❶心臟、腎臟、血壓	減輕心臟、腎臟負擔，穩定血壓。
❷排毒	使氧氣與營養能運送至全身，排除老廢物質。
❸減肥	提高基礎代謝，消除多餘的體脂肪。
❹美容、抗老化	讓細胞變年輕，延遲老化。
❺自癒力	使血液能充分運送至全身，身心狀態比以前更健康。
❻癌症、過敏、花粉症	提高免疫力，避免罹患疾病。
❼肌膚粗糙長斑、掉髮、焦躁、更年期障礙	幫助肌肉、毛細血管吸收各種荷爾蒙，有助於美容、穩定情緒。
❽失眠、憂鬱	調整自律神經，改善失眠、憂鬱。
❾腦力、失智症	使血液運送至腦細胞，頭腦清晰、遠離失智。
❿嬰幼兒疾病	遠離過敏性皮膚炎、氣喘、感冒，改善睡眠。

目錄 Content

PART 1

「小腿肚」是啟動自癒力的健康鑰匙！

一日5分揉、捏、按，大腦變靈活！

PART 2

從2歲到100歲見證的「小腿力健康奇蹟」！

手腳冰冷、高血壓、膽固醇都能改善！

PART 3

延年益壽的「小腿肚自癒按摩法」

降血壓、防百病！

PART 4

天天零痠痛！90%的疾病都能遠離！

按出「回春抗老力」！

PART 5

「小腿變柔軟」能燃燒脂肪、擊退憂鬱，年輕15歲！

5分鐘元氣回復！免疫力速UP！

＊實現「長壽小腿肚」的健康診療室Q&A　158

PART 1

一日 5 分揉、捏、按，大腦變靈活！

「小腿肚」是
啟動自癒力的健康鑰匙！

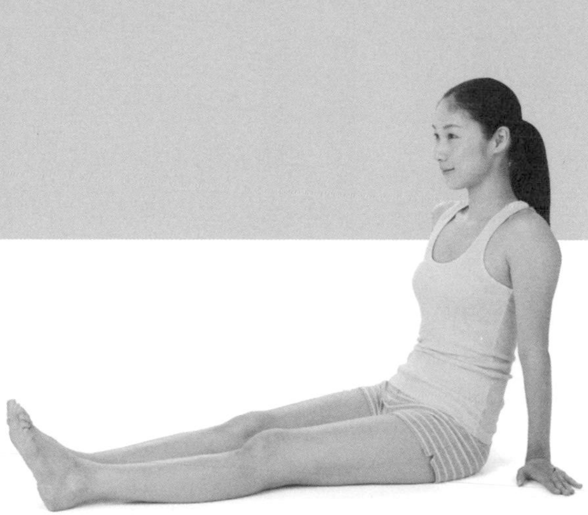

改善失眠、便秘，驚人的按摩自癒法

仔細按摩小腿肚，不但能**促進血液循環、溫熱身體。還可以活化身體組織，提高免疫力、穩定血壓。對於改善睡眠品質、肌膚粗糙、減肥瘦身等，也有絕佳的效果。**

「小腿肚自癒健康法」既簡單又安全，而且效果十分顯著。不論是坐在地板上、椅子上，躺在床上或洗澡時，只要手摸得到小腿肚就能隨時進行！

實行這項健康法沒有「疼痛、難受、麻煩」的壓力存在，只要做過一次，就會讓人覺得「舒服、全身暢快、欲罷不能」。因為能實際感受到身心狀態改善，方法簡單、所需時間又只要幾分鐘，所以即使是容易半途而廢的人，也能持之以恆每天按摩。

血壓微幅下降、肩痛宿疾好轉，終於能好好睡覺了

如果你患有高血壓，請先測量一下目前的血壓。接著參考第3章【1分鐘小腿肚按摩法】（58～61頁），一邊慢慢進行腹式呼吸，吐氣時手指用力、吸氣時手指放鬆，分別按摩左、右腳的小腿肚各5分鐘。

按摩時務必保持「有點痛但不會不舒服」的按摩力道。按摩結束後，倒一杯常溫開水或溫開水，花2～3分鐘時間，一點一點地小口喝下。

最後，請再量一次血壓。

在小腿肚講座中進行測試時，**舒張壓160毫米水銀柱以上的高血壓患者，在按摩10分鐘後，10個人中有8個人的血壓平均下降了10毫米水銀柱。**不過是將雙腳

小腿肚分別按摩放鬆5分鐘而已，就有一半以上的人血壓都微幅下降了。

除了降低血壓，開始按摩小腿肚後，許多人都實際感受到健康狀況有所改善，例如「肩膀痠痛的宿疾好轉了」、「晚上終於能好好睡上一覺了」、「沒想到剛起床就能順暢解便」等等。

血液循環改善後，精神也會變得更好。**就算是剛接受完手術虛弱的病人，只要按摩一下小腿肚，也會變得有活力、笑容滿面。**這些因按摩小腿肚改善健康的神奇案例，多到數也數不清。

高血壓、腦梗塞、癌症、不孕……可怕的「手腳冰冷症候群」

人體共有60兆個細胞，每個細胞需要的氧氣與養分皆由血液運送，不需要的老廢物質也靠血液回收。當血液無法運行時，身體就會變冷並逐漸衰弱。所以血液循環一旦停止，就代表「死亡」。

大家不妨思考一下自己每天的生活。是不是工作壓力太大，或長時間坐在電腦、電視前呢？晚上失眠、睡眠品質差，甚至用不當的方法減肥，經常喝冷飲和愛吃冰。以及服用大量化學藥品，如消炎鎮痛劑、降壓藥、類固醇、抗癌藥物、精神藥物等。

這些生活習慣都會造成血液停滯，使手腳冰冷。事實上，在日本正常體溫未達36度的「低體溫」族群，正快速增加中。

所以才會造成30～50歲年齡層中，罹患高血壓、腦梗塞、心肌梗塞、癌症等疾病的人數遽增；光是一個夏天，就有4萬6千人因中暑被送醫治療。為不孕症所苦的女性，以及因憂鬱症常跑醫院的人，也在急速增加當中。

因為「手腳冰冷」會造成對抗疾病的免疫力下降，自律神經也會失序而無法因應氣溫變化，導致荷爾蒙失調。

再加上新陳代謝變差，所以容易浮腫、變胖，甚至皮膚還會出現斑點、開始有痴呆症狀，使老化現象提早報到。這些全都是「血液循環不良」與「手腳冰冷症候群」所引起的。想要脫離手腳冰冷的人，一定要揉揉小腿肚！

揉揉小腿肚，鐵青的臉色竟變紅潤！

發現小腿肚健康法的人，是在日本與美國習醫的外科醫師——石川洋一。

石川洋一醫生自東京慈惠會醫科大學畢業後，到美國擔任外科醫生，也曾於法國航空任廠醫。發現小腿肚按摩的契機，要追溯到1979年。當時有名患者身體虛弱引發脫水現象、健康惡化，而石川醫生正親自從病患手臂注射點滴。

由於病患必須盡快補充流失的水分與電解質，然而點滴液卻遲遲無法順利打入患者的血管中。正當石川醫生想將患者身體轉個方向試試看的時候，意外發現患者的手臂溫暖，但整個腳部卻很冰涼。

●研究30年，確立「小腿肚自癒健康法」神奇功效

因為病人的臉色鐵青，所以石川醫師便下意識開始幫他按摩腳部，沒想到此時點滴液居然一點一滴打入血管裡了！石川醫生發現後，也試著用手掌按摩大腿與膝蓋。

由於患者的小腿肚特別冰冷，而且腫脹僵硬，因此針對小腿肚進行重點按摩。結果，患者臉色開始變得紅潤，點滴注射速度加快，相當規律地打入體內了。

明明按摩的是小腿肚，注射在手臂的點滴液卻開始順暢地打入血管，甚至連臉色也變紅潤，這就表示「全身血液循環都獲得改善」。一開始點滴液打不進血管，恐怕是因為血液循環不佳的緣故。想要維持身體健康，血液循環順暢是十分重要的，因此小腿肚按摩法才會對克服疾病與增進健康，有相當大的幫助。

後來石川醫生試著為眾多患者進行小腿肚按摩，並確認有促進血液循環的效果。爾後30年，石川醫生放下手術刀，開始熱心推廣「小腿肚自癒健康法」。

小腿肚，是維持生命的「無名英雄」

人類小腿肚，是重要的「生命維持器」

小腿肚指的是小腿後方軟軟的肉。包括稱作腓腸肌、比目魚肌等肌肉，以及活動腳部與腳趾的肌肉，都呈倒心型集中在小腿肚。當這些肌肉頻繁收縮時，可將流往下半身的血液持續向上推送，就像幫浦一樣把血液往上送回心臟。

因此小腿肚功能如同「第二顆心臟」，是相當重要的肌肉群，也可解釋成「心臟負責上半身的血流，下半身的血流則由小腿肚負責」。

狗、貓、猴子等動物，都沒有小腿肚肌肉，動物中唯有人類擁有發達的小腿肚。這就是為什麼狗、貓、猴子，都用四隻腳行走；而只有人類，可以從四隻腳爬行，演化成兩隻腳站立並行走，讓視野變得更寬廣，雙手也得以自由使用，創造文明。

問題是，在地心引力的自然法則下，如何使往下流動的血液，可以反重力回送到心臟呢？從心臟送出的血液會運行全身，再經由靜脈回送到心臟，**但心臟並不具備「吸回」血液的力量。**

●70％的血液都集中在「下半身」

全身約有70％的血液會集中在下半身，假使血液不斷囤積，人類就會死亡。因此膝蓋下方的肌肉才會像幫浦一樣運作，形成將血液回送至心臟的機制。

請各位觀察一下行走時小腿肚的肌肉，會膨起又收縮。分布於小腿肚的動脈，其周邊的肌肉會時而用力收縮、時而鬆弛，與乳牛擠奶的動作（擠乳作用）相似，可將血液回送心臟促進循環。尤其在步行時作用力最大。

而在靜脈內，大約每隔5公分，就有一個防止血液逆流的瓣膜存在，需要強而有力的「上推力道」。因此，膝蓋下方的無名英雄，非小腿肚莫屬。

上了年紀、運動不足、運動過度、過勞、壓力、疾病或受傷等，各種原因都會加速小腿肚的幫浦機能衰退，造成血液凝滯、手腳冰冷、老廢物質囤積在血管內，導致百病叢生。

小腿肚「又熱又硬」的人，可能是高血壓危險群

●高血壓、糖尿病、腰痛等疾病，看小腿肚就知道！

被喻為第二顆心臟的小腿肚，就像每個人的私人醫生。不但可直接從外表確認狀態，還能觸摸診療，觀察身體有哪些不適症狀，並按摩緩解不適與疼痛。

身體健康的小腿肚，像皮球一樣有彈性，有點溫溫的，像現做麻糬一樣很柔軟。但是倘若腎臟機能不佳，小腿肚就會喪失彈性，變得像單薄的皮包一樣軟趴趴的、沒有活力。

血壓比較高的人，小腿肚會膨脹變得硬梆梆，而且容易發燙。患有腰痛、肩膀痠痛、頭痛、糖尿病等宿疾，或是煩惱很多、壓力很大的人，小腿肚大多會浮腫得很厲害，肌肉內部有硬塊，輕壓就會感到劇痛。

★5大不適症狀危險群：

❶小腿肚又熱又僵硬⬇高血壓

❷小腿肚熱熱的但不僵硬⬇急性發炎、感冒……

❸小腿肚冰冷且僵硬⬇手腳冰冷、婦科疾病、自律神經失調

❹小腿肚冰冷，但觸感柔軟⬇糖尿病

❺小腿肚冰冷、柔軟，可是沒有彈性⬇腎臟病

●不想猝死，「按摩＋多喝水」是保命關鍵！

小腿肚經常水腫的人，代表血液循環不佳，是容易形成血栓（小血塊）的體質。血栓像塞子一樣，一旦阻塞在血管裡，血液便無法繼續流通，最糟的情形會造成「猝死」！為了避免出現腦梗塞或經濟艙症候群，務必要養成按摩小腿肚的習慣；還要**大量攝取水分，因為水分才是讓血液順暢流動最基礎的一環。**

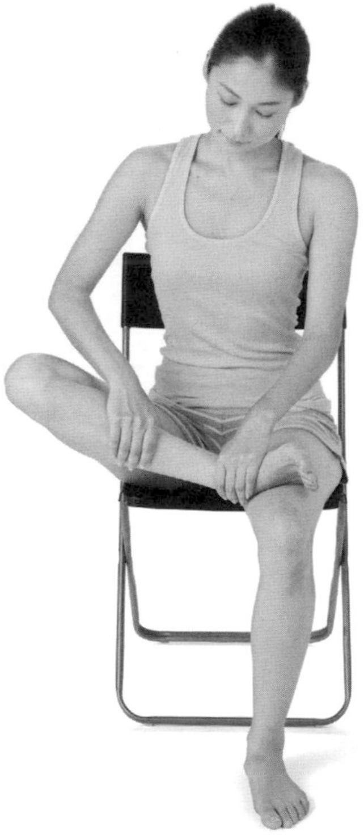

「小腿抽筋」劇痛難耐，是生病前兆

相信很多人有過小腿肚或腳底突然抽筋的經驗，在日文裡形容是「腿肚子翻過來」。腿肚子翻過來就代表身體出現不適症狀了。

從平安時代（794～1158年）開始，日本人便俗稱小腿肚為「腿肚子」。日文一般將肉肉的部位稱作「肉塊」，所以又有「小肉塊＝腿肚子」的說法。

當時在字典裡，已有「轉筋」指腿肚子翻過來之記述。抽筋的劇痛，就像肌肉整個翻轉過來的感覺，所以這個命名十分貼切。原來古人也與我們一樣，有過這種痛到全身扭曲的感覺呀！

追究小腿肚抽筋的原因，大多無解。但是**「身體疲勞造成肌肉乳酸堆積；突然激烈運動、壓力過大；缺乏水分、礦物質、維生素；飲酒過量」**等，**都會造成小腿肚抽筋。**

小腿肚一旦抽筋，請反省自己是否過於逞強？或是不注意生活習慣？

有時治療糖尿病、動脈硬化、椎間盤突出、肝硬化、靜脈瘤等疾病，或是心臟病、高血壓等**藥物的副作用，也會引起小腿肚抽筋。**所以如果小腿頻繁抽筋且劇痛難耐，最好立刻到內科或骨科求診。針對小腿肚抽筋的處置方法，請參閱第5章的健康診療治室Q&A（第162～164頁）。

小腿力讓「90歲婆婆」克服失智症

觀察小腿肚除了能發現疾病徵兆，按摩小腿肚還有不可思議的「療癒」力量！

有位患者幾十年來飽受腰痛、膝蓋痛、肩膀痠痛所苦，**才進行一次小腿肚按摩法，居然迅速「緩解疼痛」**，重拾笑顏。更令人驚訝的是，持續2個月每週3次到醫院看診後，疼痛症狀竟然完全消失了。

還有一位美容師，因為嚴重手腳冰冷，造成雙腳極度浮腫。於是持之以恆地在家裡仔細按摩小腿肚，**半個月後基礎體溫便上升1度**。除了腳部之外，連臉部水腫也消失了，而且不再便秘，整個人煥然一新，肌膚變得十分有光澤。

另外有名患者因為全身倦怠、食慾不振，被醫院宣告「腫瘤標記指數偏高，疑似有胰臟癌」。後來每週到身心健康堂按摩3次，在家裡也持續按摩小腿肚，氣色逐漸改善，**2個月後腫瘤標記指數也下降了**。

揉揉小腿肚，幫90歲的金婆婆找回青春活力

還有一位，高齡107歲才逝世的雙胞胎明星姐妹「金婆婆」，90幾歲尚未登上電視螢光幕之前，有段時期「連話都講不好」，而且「無法從一數到十」。

家人們十分擔心，於是盡全力搜尋各種治療方法，最後發現「小腿肚運動可以改善血液循環，預防失智症」。於是**每天替她按摩刺激小腿肚，不但克服了失智症，還讓金婆婆以超高齡辭世**，這段佳話也曾經登上新聞版面。

據說金婆婆開始進行小腿肚健康法後，個性變得正向積極，讓人差點認不出來。只要像金婆婆一樣擁有開朗的心情，就算超過90歲，也可以愈來愈年輕。

金婆婆最令人難忘的，就是充滿光澤的肌膚，以及時常「哇哈哈」的開朗笑聲，這些都是小腿肚帶來的驚人效果！

搭配「腹式呼吸」按摩小腿肚，輕鬆又省力

進行小腿肚按摩法時，必須同時實施腹式呼吸。腹式呼吸就是利用橫隔膜活動腹部的呼吸法，秘訣在於**「吸氣時，慢慢地將腹部鼓起同時吸飽空氣；吐氣時，再一邊將腹部往內縮一邊吐氣」**。

吐氣時，手掌用力再加上指壓，就可以輕鬆省力地按摩到小腿肚的深層肌肉。進行腹式呼吸時，心情會變得放鬆、平靜。從醫學的觀點來看，是因為自律神經中的「副交感神經」亢進，所以才會感覺放鬆。

焦躁不安或努力想達成目標時，體溫會下降，此時「交感神經」會亢進使人感覺全身緊張。現代人的生活忙碌，交感神經容易亢奮，就是造成手腳冰冷的原

因之一。

「微笑」也是按摩小腿肚的重點。即使心情沮喪、鬱鬱寡歡，按摩小腿肚時，也要盡力讓嘴角上揚。

因為擺出笑臉時，大腦會從臉部肌肉的活動，接收到「心情很好」的訊息，而出現放鬆的Alpha腦波，分泌被稱為「快樂荷爾蒙」的血清素。**血清素這種腦內化學物質，有助於安定精神狀態，促進積極正面的想法**。只要笑口常開，身心都能常保健康！

PART 2

手腳冰冷、高血壓、膽固醇都能改善！

從 2 歲到 100 歲見證的「小腿力健康奇蹟」！

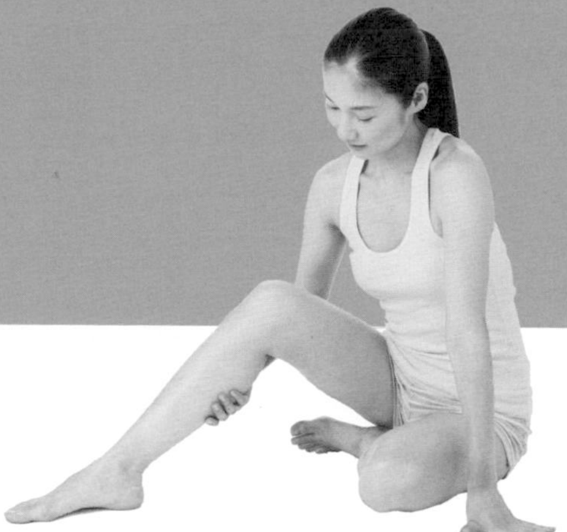

30歲／女性／美容師

軟化小腿肚的「深層硬塊」後，膝蓋、腰背不再痛，排泄更順暢了！

我從小就很怕冷，還容易凍傷，一直深受「手腳冰冷」所苦。上班的美容院不管冬天還是夏天，冷氣都開很強。所以**一年到頭，我膝蓋以下的部位總是冷得像冰塊一樣。過了30歲膝蓋還常常莫名感到疼痛**，非常擔心老了之後痛症會愈來愈嚴重。

我也有便秘的困擾，常常持續3～4天沒有排便。跟朋友說了我的狀況後，他便介紹我到身心健康堂來按摩。

身心健康堂的網站上寫著「按摩小腿肚可改善全身血液循環」，還分享按摩小腿消除膝蓋疼痛的病例，讓我恍然醒悟：「**莫非自己手腳冰冷與便秘的症狀，都是血液循環不良所引起的！**」於是我到身心健康堂，請槙孝子醫師為我仔細按摩小腿肚。

「找到了、找到了，這裡很痛吧？」槙醫師說著說著，發現了小腿肚肌肉深處的硬塊。果真，讓我痛到差點叫出聲來。

「就是這裡造成妳手腳冰冷。請妳先慢慢從嘴巴吐氣，氣吐盡後從鼻子吸氣，進行腹式呼吸。」

配合呼吸，按摩3天，冷冰冰的雙腳從此變溫暖

我依照指示進行腹式呼吸，吐氣時雖然感覺醫師的手指用力壓在「硬塊」上，但是沒有痛得那麼厲害了。**慢慢深呼吸後，可以讓身體放鬆、肌肉也跟著鬆**

弛。所以呼吸真的十分重要。

槙醫師還說：「我不久前也有嚴重的手腳冰冷，所以花了一個多小時拼命按摩小腿肚。為了讓肌肉深處的硬塊完全消失，持續仔細按摩3天，結果第3天手腳就變暖和了。」

我拼命照做之後，**真的在按摩第3天的時候，腳部開始熱了起來。隔天早上一起床就感覺到便意，可以順利排便了。**已經好久沒這樣通體舒暢，讓我不禁喜極而泣。後來不管是剛起床、工作空檔、看電視時、洗澡時、睡前，我養成習慣，只要有空就會揉一揉、抓一抓小腿肚，並一邊進行腹式呼吸。

只要體驗過腳部與腰部不再冰冷，以及排泄順暢的快感，就會習慣成自然。連膝蓋疼痛也在不知不覺間消失了。所以我十分推薦手腳冰冷的女性做「小腿肚自癒健康法」。醫師也教我，經常少量多次飲用溫開水，有助於消除水腫、便秘、改善肌膚粗糙，成效讓人非常滿意呢！

30歲／男性／上班族

立即見效的「小腿肚助眠按摩法」精力旺盛的2歲女兒馬上就呼呼大睡！

讓孩子快速入睡的「親子按摩」

2歲大的女兒，一到晚上就變得精神奕奕。不管老婆唱多久搖籃曲哄她睡都沒用，最少得花2個小時才能讓女兒睡著。後來在電視上看到小腿肚按摩法，上網查了一下，看到只要按摩力道小一點，小孩子也能做，所以馬上試了一下。

我讓女兒趴下來，悄悄替她摩擦小腿肚，第一次居然就相當成功。原本小朋友的雙腳還不停亂動，**1分鐘過後就安靜下來了，2分鐘後便開始呼呼大睡。**現在只要一趴著，就會自動把腳伸過來讓我按摩呢。

我朋友的兒子今年讀小學五年級，也是個標準的夜貓族，朋友說他經常過了晚上12點還不睡覺，和我女兒一樣。後來聽說只要媽媽幫他摩擦小腿肚，過1～2分鐘他的眼皮就開始變重，很快便進入夢鄉。**可能是增加肌膚接觸的關係，小男孩連個性都變穩重了。**

如果大家都學會速效的「小腿肚助眠按摩法」，失眠的人一定會愈來愈少！

40歲／男性／藥劑師

入浴後按摩小腿肚，血壓回到「正常值」1個月後，頭暈目眩完全消失！

小病小痛不斷，不吃藥也能變健康！

我的血壓很高，總是覺得頭部重重的，除了肩膀與腰部之外，全身都很僵硬痠痛，還經常頭昏腦脹，這種情形持續了很長一段時間。

因為藥劑師工作的關係，**知道許多藥物有副作用，也聽過服用降血壓藥，雖能使血壓下降，但健康狀況卻因此惡化的例子。**所以我才希望可以不依賴藥物，來改善身體。

有段時期量血壓時收縮壓超過180毫米水銀柱（正常應小於140），頭暈目眩相當嚴重而且無法平復。此時在報紙上看到，按摩小腿肚就能改善各種不適症狀，於是依照說明進行小腿肚按摩法。

除了降血壓，還有很多「意外收穫」

有次洗完澡後按摩小腿肚，全身上下竟然變得輕鬆無比。用血壓計量了一下，**發現比洗澡前下降了15毫米水銀柱**，令人不敢置信！

我是個怕麻煩的人，不過小腿肚按摩法每天只要花幾分鐘，所以每天都不會厭煩。更貼切的說法是，一旦體驗過按摩小腿肚的爽快感覺，並讓身體健康大獲改善，就算別人想要阻止你，你也會欲罷不能，對小腿肚自癒健康法上癮。

1個月後，我的血壓最高不會超過150～160毫米水銀柱，愈來愈接近正常值。頭暈目眩的情況不再出現，肩膀與腰部疼痛同時得到緩解，拿重物也變輕鬆了。

50歲／女性／主婦

醫生治不好的腰痛、左半身劇痛，也靠「揉揉小腿肚」改善！

我從大學時期，便飽受腰痛、背痛所苦，試遍針灸、整骨、脊椎按摩等各種療法，都不見好轉。或許是因為小學時曾發生事故，後背受到嚴重撞擊，所以留下陳年宿疾無法治癒。

我遍尋各種治療方式時，**雙腳膝蓋與左半身頸部至雙腳，出現劇烈疼痛，到醫院求診醫生也說「原因不明」**。這個時候，朋友介紹我去找槙孝子院長。當我將雙腳嚴重水腫、腫脹的情形告訴院長後，她立刻為我進行小腿肚按摩法。

每天按摩15分鐘，甩開全身疼痛

原本就算槙院長大力按壓小腿，我也沒什麼感覺。持續按摩幾次後，剛開始按壓時會感到疼痛，原本雙腳疼痛沉重的不適感，也慢慢獲得紓緩。

按摩結束後腳步變得輕盈，令人十分開心。後來我每天都會自己揉捏小腿肚15分鐘，**肩膀、後背、腰部這些部位的疼痛，也都漸漸減緩**，身心變得輕鬆愉快，效果實在是太神奇了！

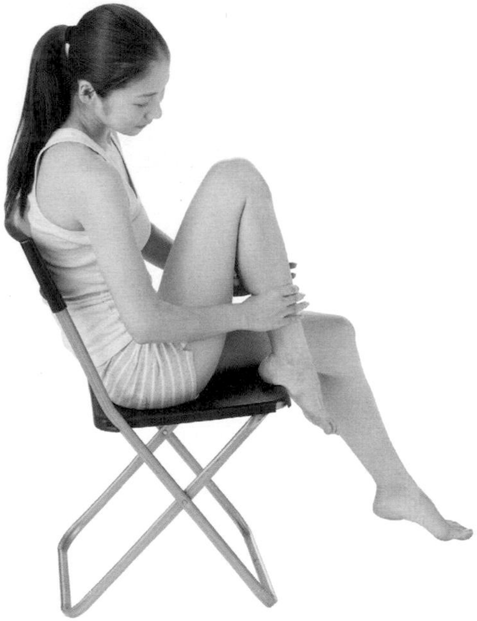

20歲／女性／粉領族

按摩小腿肚帶來「好膚質」，3週告別肌膚粗糙，變身小臉美女！

我才20幾歲，但是肌膚乾巴巴的，又很容易長濕疹和痘痘，臉部也因為浮腫看起來年紀很大，心裡非常不快樂。

偶然看到電視節目介紹小腿肚按摩法，我便**趁著泡澡時，拼命按摩小腿肚。泡半身浴的時候，我還會把保特瓶放到溫水裡，想到就喝一口。**其實也不是真的把水喝進去，只是將少量的水含在嘴裡，想讓身體多補充水分，滋潤一下。

●按摩小腿肚還能順便「微整形」，像戀愛中的女人一樣美麗

開始按摩小腿肚後，沒想到原本狀況很差的肌膚，居然一天一天變美，才3個禮拜就有同事跟我說「妳的皮膚真好，交男朋友啦？」而且，**臉部水腫也消失了，整張臉變小一號，就像做了微整型瘦臉一樣。**這麼神奇的美容方法，效果比整型更好！

可能是身體健康和心情都變好的緣故，讓我愛笑、愛唱歌的時間變多了，連個性都變得開朗起來。

60歲／女性／家庭主婦

「頸椎病」纏身10年，靠按摩小腿肚消除手腳不再冰冷，每天神采奕奕！

我這10年來，只要一爬坡就會心悸、喘不過氣。因為頸椎病的關係，頸部、肩膀、後背都十分僵硬。再加上平常就容易疲勞，三不五時便大汗涔涔。

後來到身心健康堂諮詢，才知道**汗流不停的原因，應該是心臟負擔太大，體力衰退。追根究柢後發現病根在於「手腳冰冷」**，只要按摩小腿肚就能改善血液循環，減輕心臟的負擔。而且這個按摩法在家也能自己做。

第二次小腿肚按摩結束後的隔天，原本胸口呼吸困難的現象就消失了，令我十分驚訝。後來**1個月內進行5次治療，多汗的症狀大幅減輕，手腳也不再冰冷了。**此外，連便秘都獲得改善！過去2～3天才會出現便意，現在變成每天都想上廁所了。

有了健康，人也會變得更有自信

今年我找到一份短期打工的工作，以前很擔心自己一下班就會累到動彈不得。但是拜小腿肚按摩所賜，就算在冷氣很強的辦公室工作，**疲勞也不會留到隔天，每天都神采奕奕。**結果連續上班11天完全沒請假，讓我重新找回自信。

另外，現在走路上坡時完全不會心悸，肩膀痠痛也紓緩了。而且大概是每天都按摩小腿肚的關係，老公和朋友都跟我說「**妳的腳變細了，而且氣色很好呢！**」讓我十分開心。

所以我下定決心，今後要持續按摩小腿肚，保持身體健康！

60歲／男性／公司董事

曾經70％心肌「無法運作」「小腿力」讓我走出心肌梗塞的陰影

2013年春天，我突然站不起來，緊急上醫院求診，被告知「必須立即住院」。醫生診斷我**患有心肌梗塞，冠狀動脈阻塞、心肌壞死，70％心肌無法運作**，讓我受到很大的打擊。從此之後，我開始服用降壓劑、利尿劑、抗血栓等藥物，來維持健康。

事後想一想，2012年的年底，胸部突然感到劇痛，那時已經有心臟衰竭的徵兆。住院1個多月才出院，但手腳這類身體末端容易變冰冷，還曾經難受到「半夜醒過來」。

●只要按摩小腿肚，便能安然入睡

現在我每個月都會到醫院回診，每2〜3個月接受心電圖與血液檢查。2013年6月接受檢查時，雖然心電圖沒有異常，但是膽固醇數值卻偏高。

接著在2013年7月，我才知道有小腿肚按摩法。第一次到身心健康堂的診斷結果是「雖然脈搏偏弱，但是身體狀況比想像中的好」，所以醫師推薦我「能有效改善心臟疾病」的小腿肚按摩法。

我開始每天自己做2次小腿肚按摩法。最近醫院檢查的結果狀況穩定，膽固醇數值也降低了。這都是小腿肚按摩法帶來的效果，太令人感動了！

接下來我想和醫生討論，能否逐漸減少藥量。現在受到藥物的影響，還是會在半夜醒來，但**只要按摩小腿肚，沒多久便能再度入睡。**我想借助小腿肚健康法的力量治好身體，重新回到公司上班！

PART 3

降血壓、防百病！

延年益壽的「小腿肚自癒按摩法」

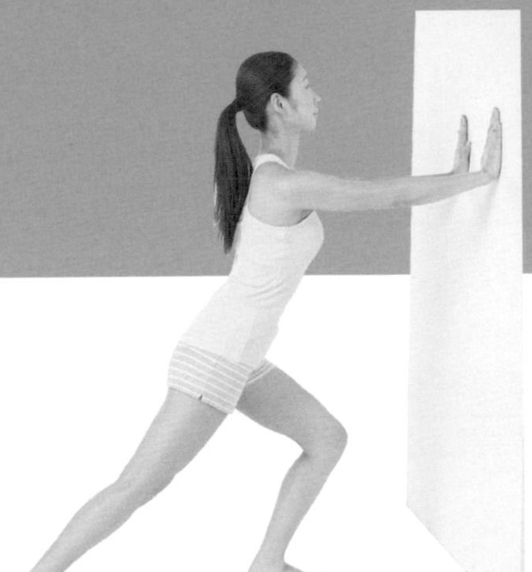

〔按摩小腿肚5大重點〕

1 一定要「從阿基里斯腱往膝蓋後側」方向按摩，才能促進血液回流至心臟。

2 搭配腹式呼吸，手指按壓時吐氣、將肚子往內縮，手指放鬆時吸氣。節奏不能太急，要緩慢進行。

3 按壓時必須保持「有點痛但可以忍受」的力道。小腿肚僵硬的人可先從「摩擦」開始，不宜勉強忍痛，手不能用力過度。按摩時保持笑容，才能緩解肌肉緊繃。

4 不限時間、地點、每天按摩的次數。感到疼痛、難受時，千萬不能勉強自己，必須立刻停止。洗澡後趁小腿肚溫熱時按摩，效果會更好。

5 按摩後會變得容易流汗或排尿，因此按摩前後請多補充水分，最好喝溫開水。

每天持之以恆按摩小腿肚1～2分鐘，身體就會變好！
工作空檔、洗澡時、睡前、起床時，利用這些零碎時間捏一捏、揉一揉，像每天都要刷牙一樣，在生活中養成「自然而然」的習慣。

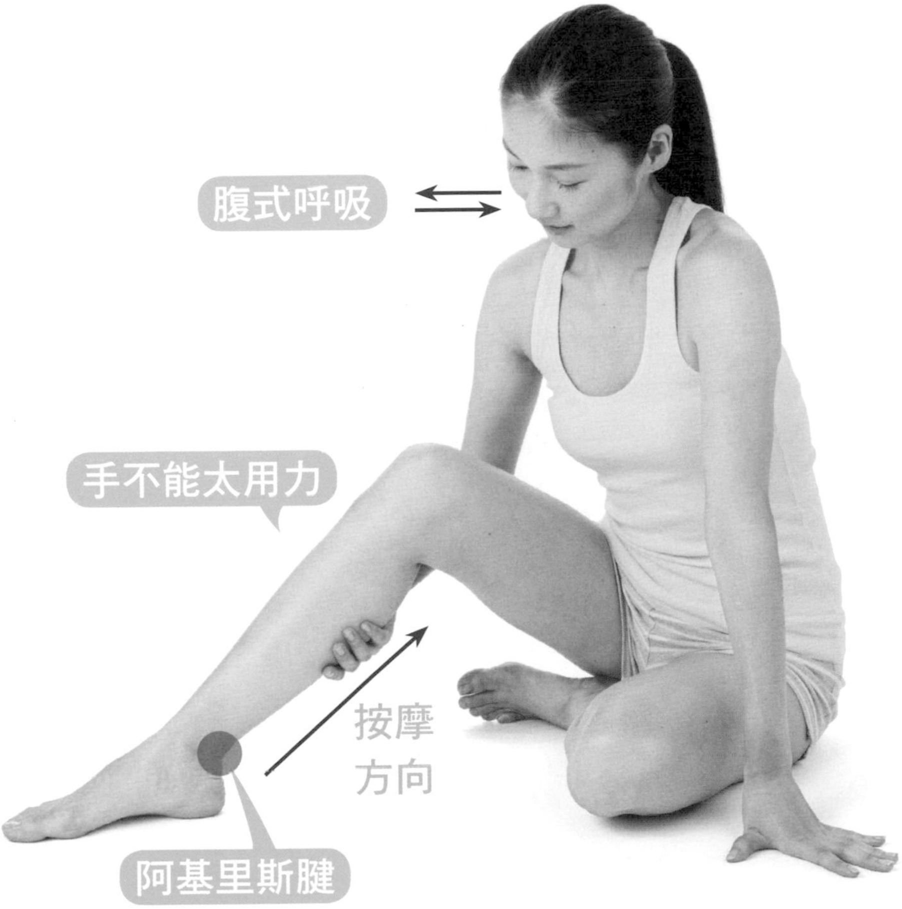

依照不同症狀
按摩「內、外側」不同部位

根據石川洋一醫師的醫學專業與臨床經驗發現，按壓小腿肚的不同部位，能分別紓緩身心各種不適症狀。

基本上可按摩小腿的內側、中央、外側各部位，例如嚴重手腳冰冷的人，應仔細按摩小腿肚內側；有頭痛或腰痛的人，則要好好按摩外側與中央部位。

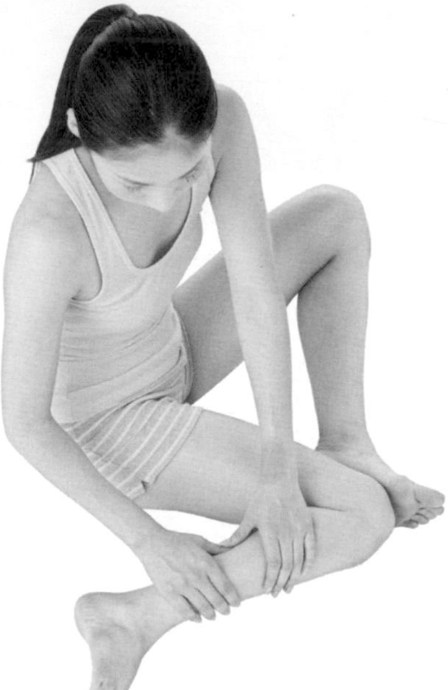

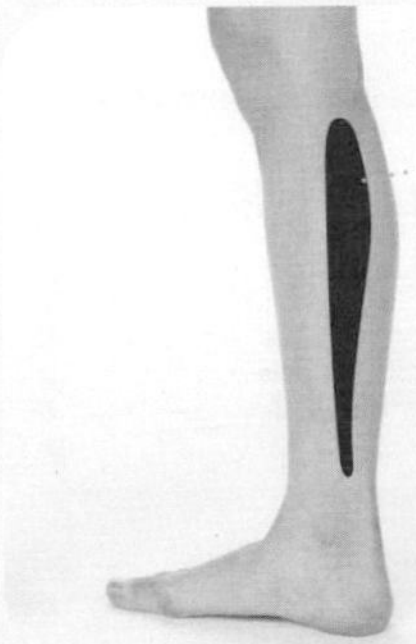

✱內側（靠近大拇趾）

紓緩手腳冰冷、月經不順、便秘、荷爾蒙失調、更年期障礙、排尿困難、肝臟異常等。

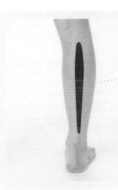

✱從阿基里斯腱至中央部位

減輕心悸、失眠、焦躁不安、呼吸困難、頭痛、坐骨神經痛、腰痛、水腫、膀胱炎、胸痛等。

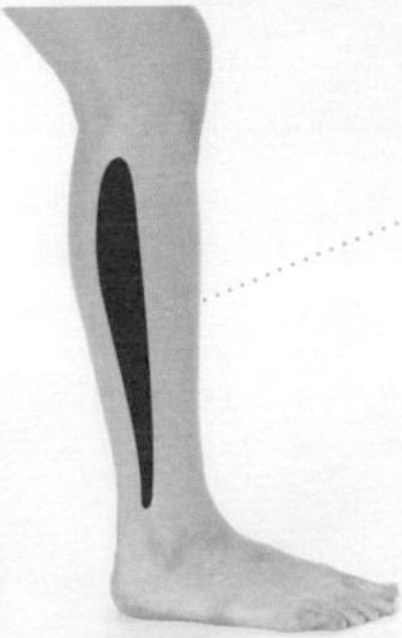

✱外側（靠近小趾）

緩解頭痛、頸部疼痛、肩膀痠痛、腰痛、頭暈目眩、耳鳴、肋間神經痛、膝蓋痛等。

隨時都能做的「1分鐘小腿肚按摩法」

不管在家坐著還是通勤搭車時，都能立刻促進血液循環！現代人打電腦、看電視、通勤的時間太久，「一直坐著＝血液凝滯」容易造成體溫過低。

先來學學坐在椅子上或是任何地方都能進行的「1 分鐘小腿肚按摩法」。只要按摩左右小腿肚各 30 秒就可以了。趁著工作空檔或是看電視的廣告時間，每天可以做好幾回。按摩的效果相當舒服，會讓你捨不得停手！

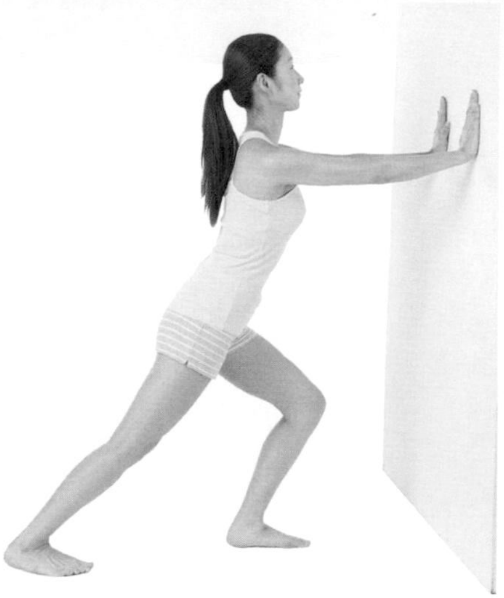

基本椅子按摩法 ①

膝蓋摩擦 自體按摩

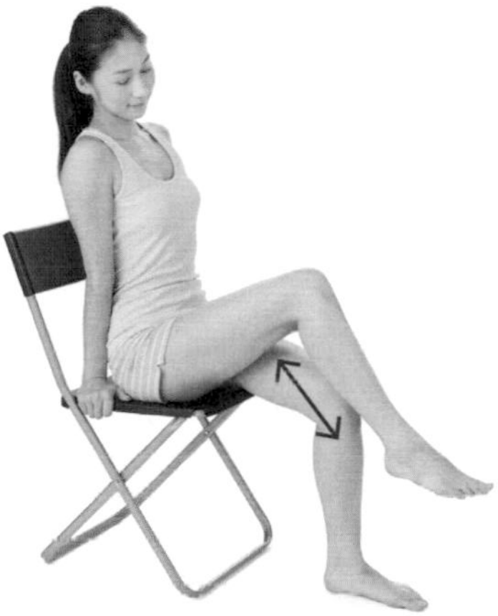

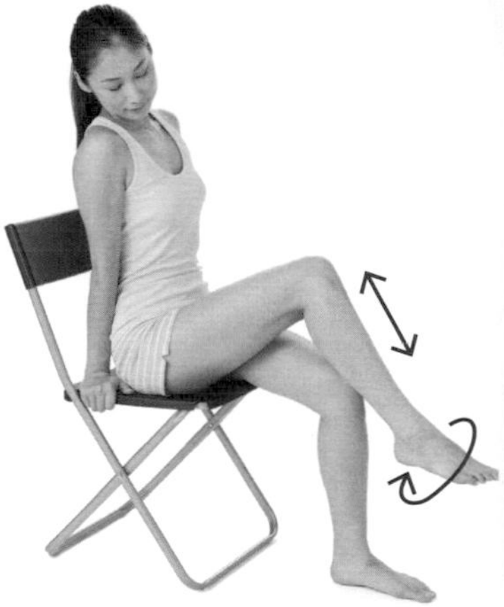

1 雙手抓住椅子靠近椅背的地方。

2 右腳小腿肚輕輕放在左腳膝蓋上。

3 將右腳上下移動，用膝蓋按摩小腿肚的中央部位。

4 變換位置，上下移動按摩外側與內側。

5 習慣動作之後，移動時可一邊轉動腳踝，更能促進血液循環。

6 重複動作按摩左腳小腿肚。

基本椅子按摩法 ②

拇指交疊 指壓法

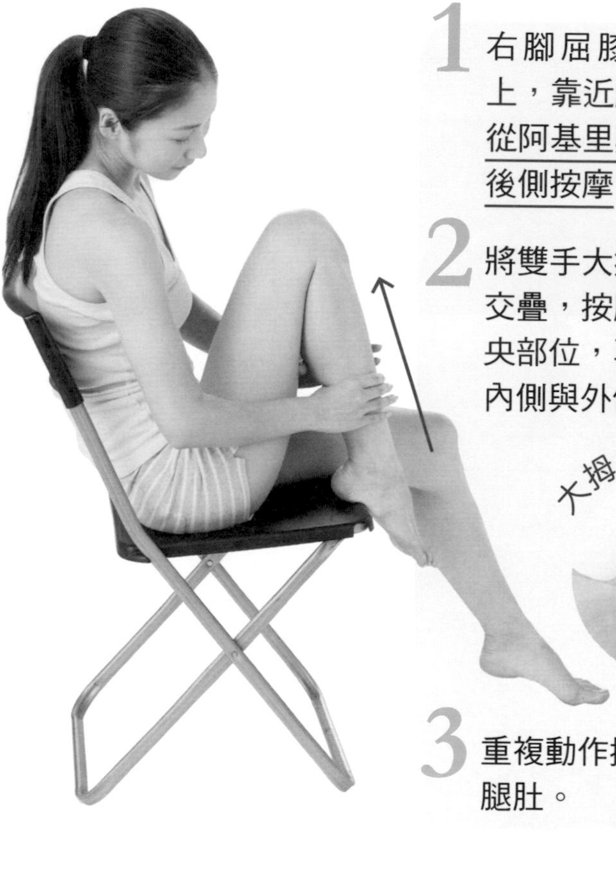

1 右腳屈膝放在椅子上，靠近胸部。雙手從阿基里斯腱往膝蓋後側按摩。

2 將雙手大拇指的指腹交疊，按摩小腿肚中央部位，再分別按摩內側與外側。

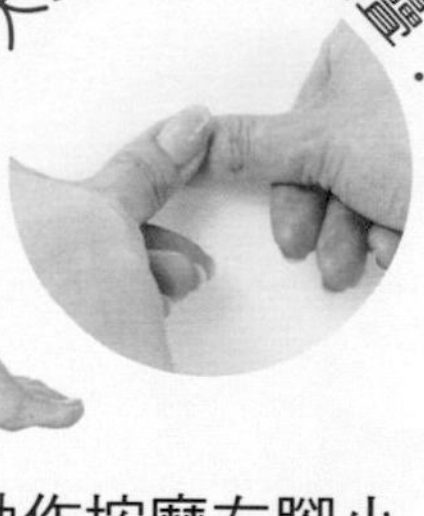

3 重複動作按摩左腳小腿肚。

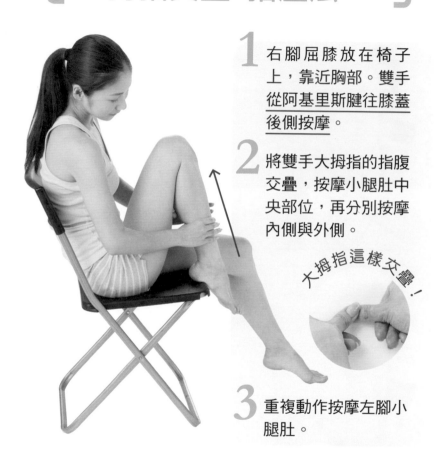

基本椅子按摩法 ③

單腳盤腿 水平按摩

1 右腳彎曲放在左大腿上，盤起右腳。

2 左手抓住右腳踝，右手從右腳的阿基里斯腱往膝蓋後方按摩。

3 分別按摩小腿肚的內側、外側、中央部位，健康效果加倍。

4 重複動作按摩左腳小腿肚。

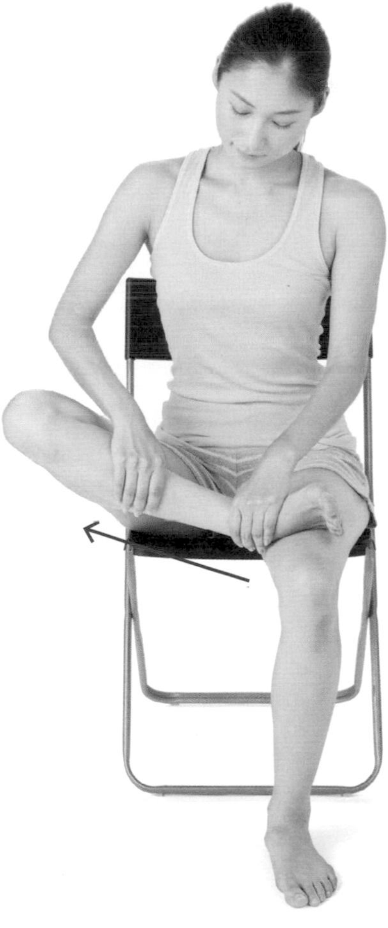

活用「指腹和手掌」讓血液迅速流通！

從58頁開始的按摩法，可以實際感受到促進小腿肚血液循環的效果，接下來請坐在地板或軟墊上，先做完暖身伸展操，再進行基本的小腿肚自癒按摩法。

每天最好重複進行3～10次，一開始請先選擇簡單的動作，按摩次數必須以小腿「不會疼痛」為前提。每週做2～3次，身體就會愈來愈健康。

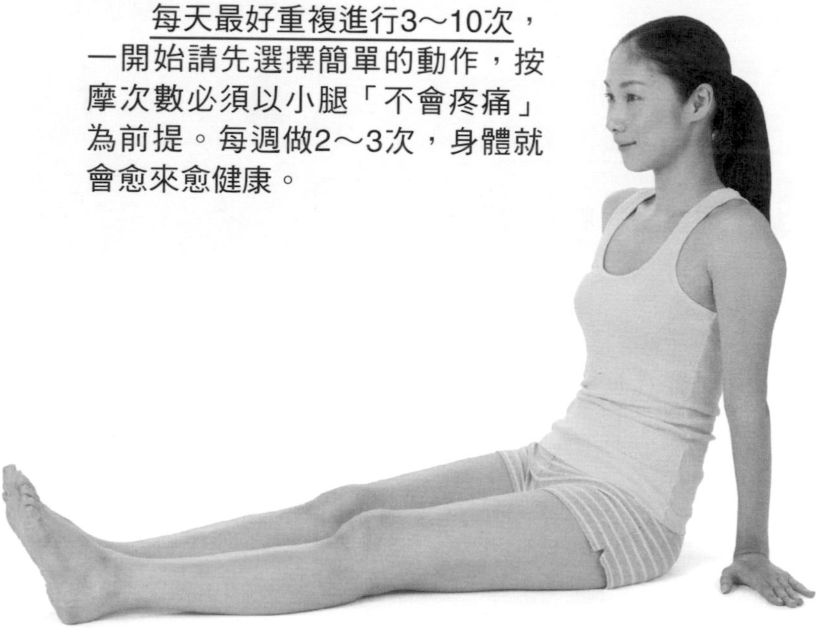

暖身伸展操 ①

轉動腳踝 關節操

1 如右頁坐在地板上，雙手往後貼地，雙腳伸直。

2

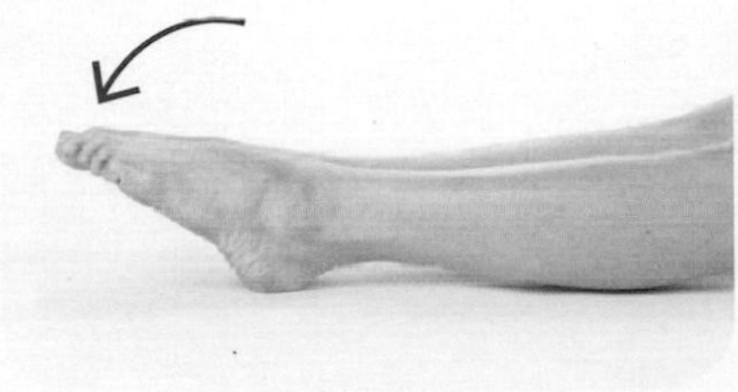

用力縮起腹部，一邊吐氣一邊將腳尖往下壓。為避免腳部抽筋，請斟酌力道，在合理範圍內緩慢進行。

3

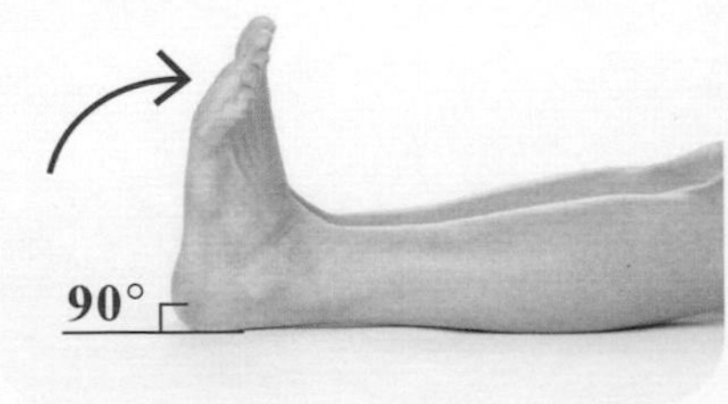

一邊吸氣一邊將腳尖往上抬起，使腳底與地板呈直角。

暖身伸展操 ②

腳趾猜拳 末梢運動

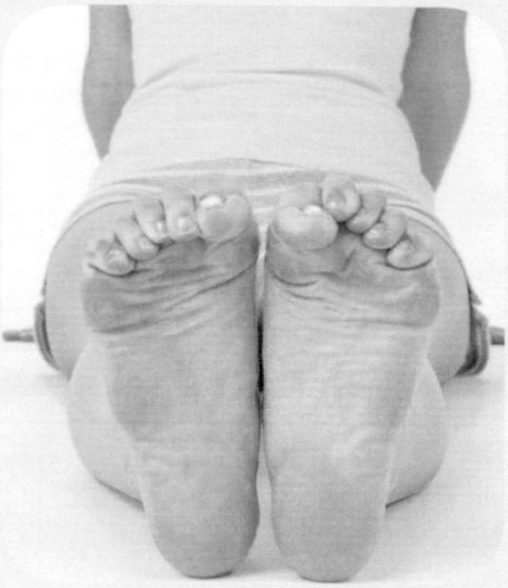

1 雙腳10個腳趾用力往內縮，像猜拳比出「石頭」的動作。

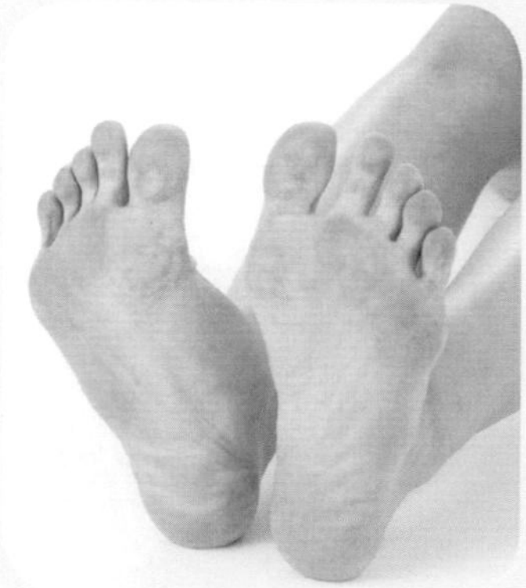

2 在合理範圍內盡力張開10根腳趾，比出猜拳「布」的動作。

暖身伸展操 ③

手握腳掌 360度活化操

1

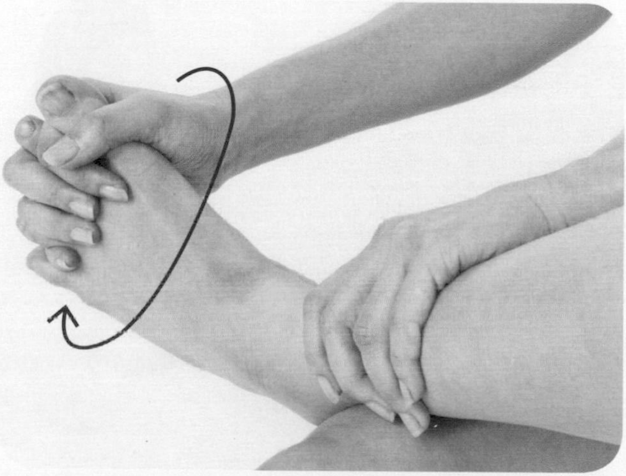

左手抓住左腳踝，彎曲平放在右腳大腿上。
右手手指與左腳腳趾交握，慢慢轉動腳踝。

2

重複上述動作轉動右腳腳踝。

基本按摩 ①

以手指和手掌 摩擦、揉捏、拍打

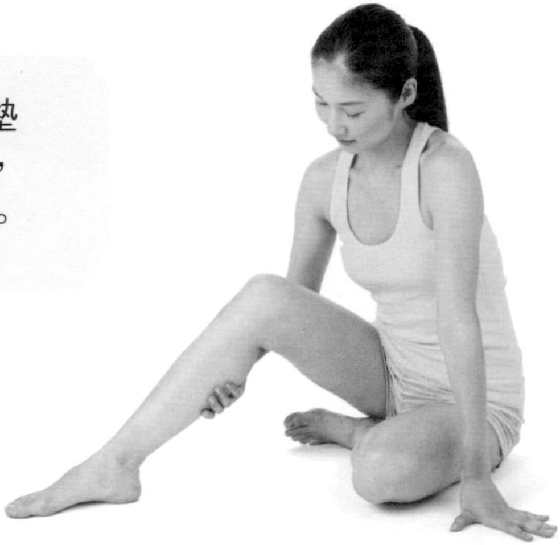

1 坐在地板或軟墊上，左腳盤腿，右腳屈膝立起。

2 右手手掌放在右腳的阿基里斯腱上，由腳踝往膝蓋後方慢慢摩擦小腿肚。

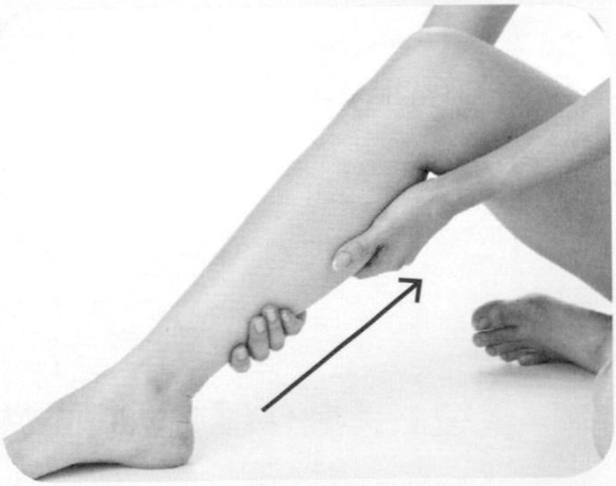

3

右手以虎口、手掌握住小腿肚，由下往上揉捏。

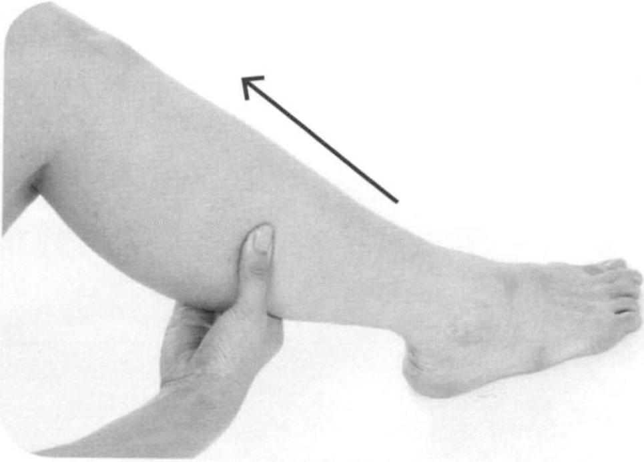

4

右手手掌由下往上輕輕拍打整個小腿肚。

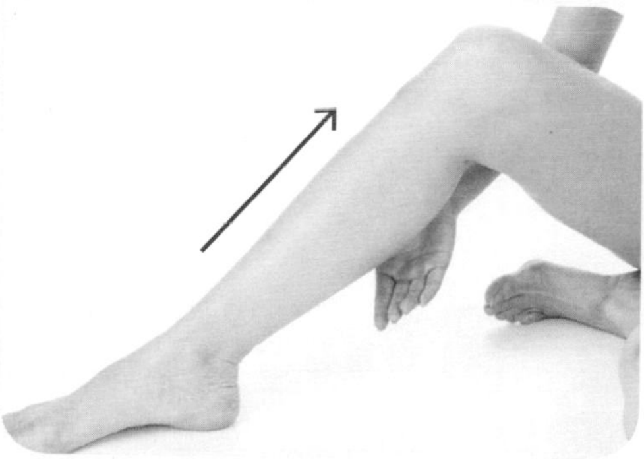

5

重複上述動作按摩左腳小腿肚。

基本按摩 ②

刺激小腿 內側 肌肉

1 左腳伸直，右腳掌靠在左膝側面，小腿內側朝上。

2 雙手的大拇指交疊，放在右腳內側腳踝骨上。

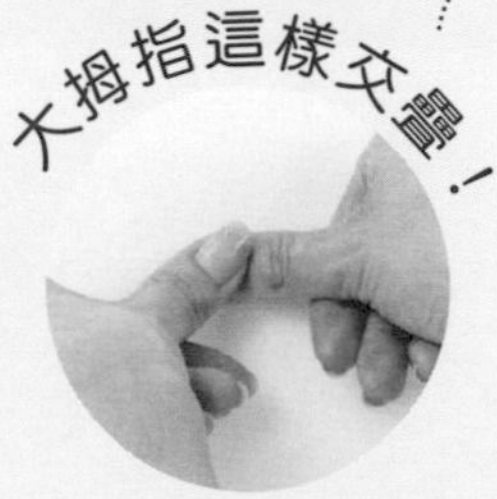

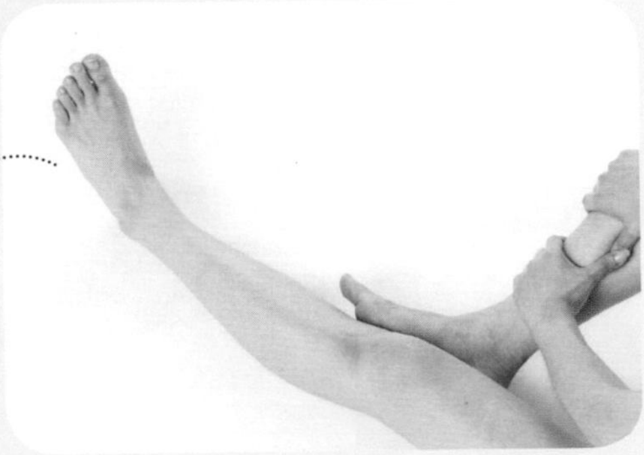

3 利用上身重量壓大拇指，沿著內側腳踝骨的骨頭邊緣，慢慢地按壓肌肉至膝蓋後方。按照圖上箭頭，由下往上按壓。

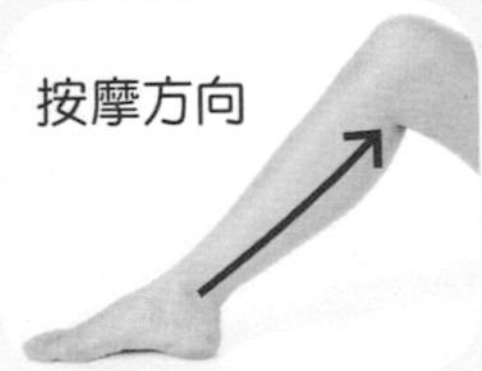

4 按壓至膝蓋後方再回到腳踝骨，反覆往上按摩。

5 重複上述動作按摩左腳小腿肚。

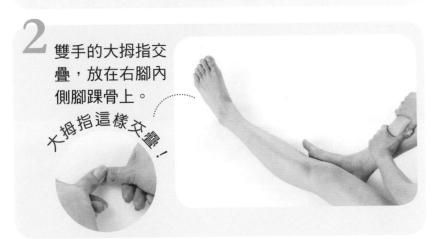

基本按摩 ③

刺激小腿 中央部位 肌肉

1 右腳膝蓋立起，雙手虎口與手掌握住右腳小腿肚，大拇指交疊。

2 雙手從阿基里斯腱往膝蓋後方的方向按壓。

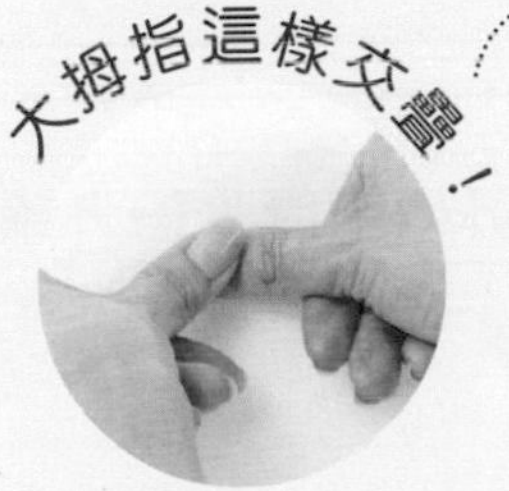

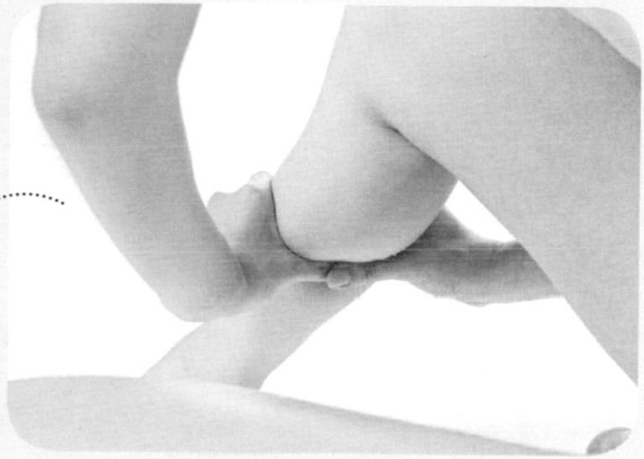

3 按壓至膝蓋後方再回到腳踝，反覆往上按摩。

4 重複上述動作按摩左腳小腿肚。

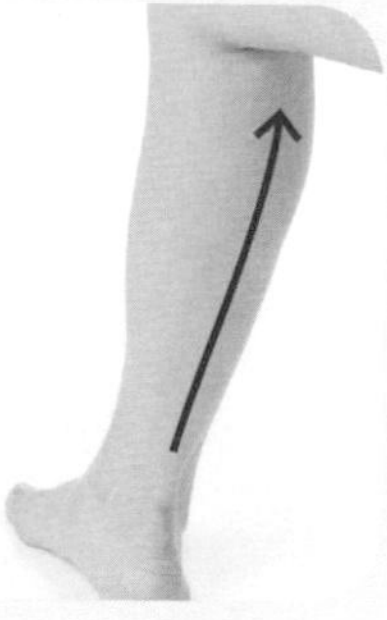

基本按摩 ④

【刺激小腿 外側 肌肉】

1 面向右方側坐，左腳屈膝立起，右腳往外彎曲、膝蓋和小腿完全貼地。

2 雙手大拇指指腹交疊，放在右腳的腳踝骨外側。

3 以上半身重量壓大拇指，沿著外側腳踝骨的骨頭邊緣，慢慢地按壓肌肉至膝蓋後方。

4 按壓至膝蓋後方再回到腳踝骨外側，沿箭頭方向反覆按摩。

5 重複上述動作按摩左腳小腿肚。

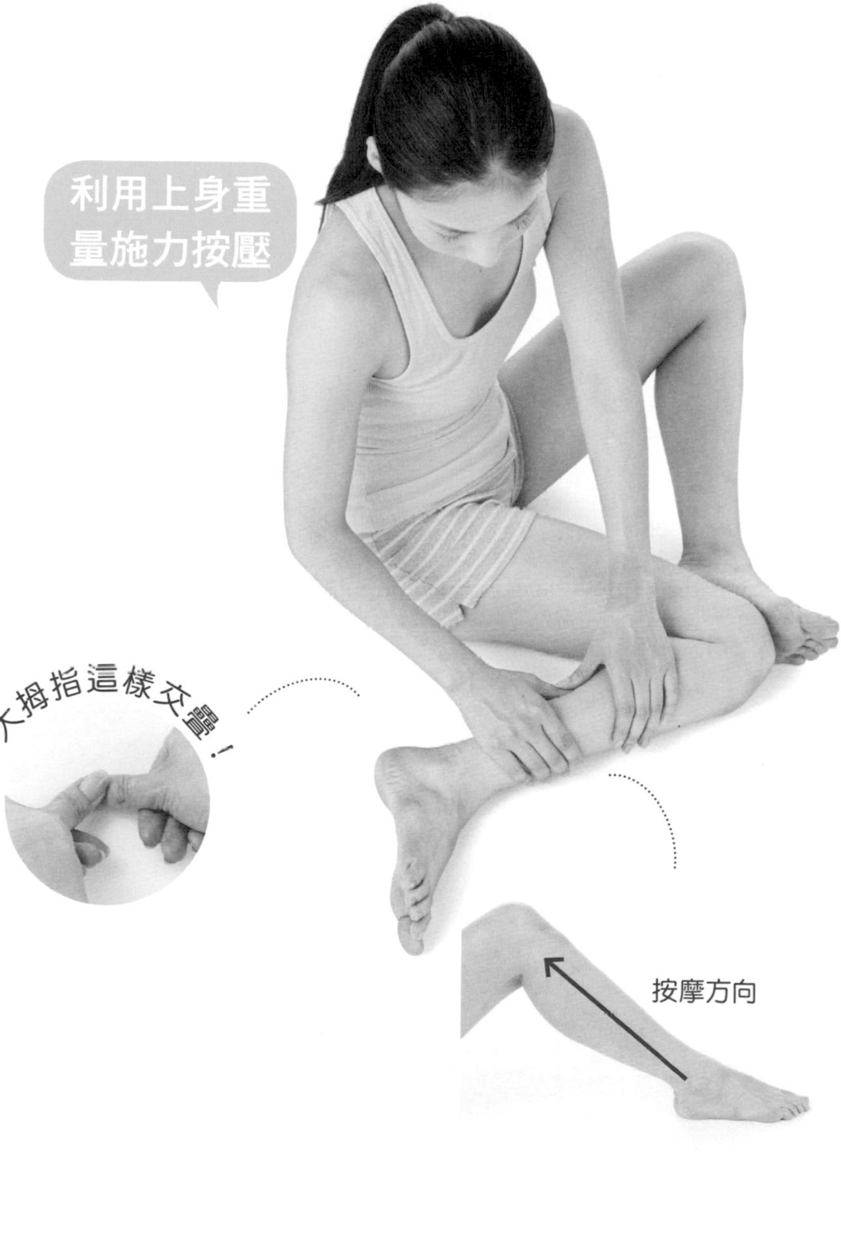
利用上身重
量施力按壓
大拇指這樣交疊！
按摩方向

按摩後的伸展操 ①

阿基里斯腱 放鬆操

1 右腳屈膝立起、靠近胸部。

2 用右手從阿基里斯腱開始按摩，<u>按至小腿肚下方1/3處</u>，直到小腿肚變柔軟。

3 重複上述動作按摩左腳腳踝。

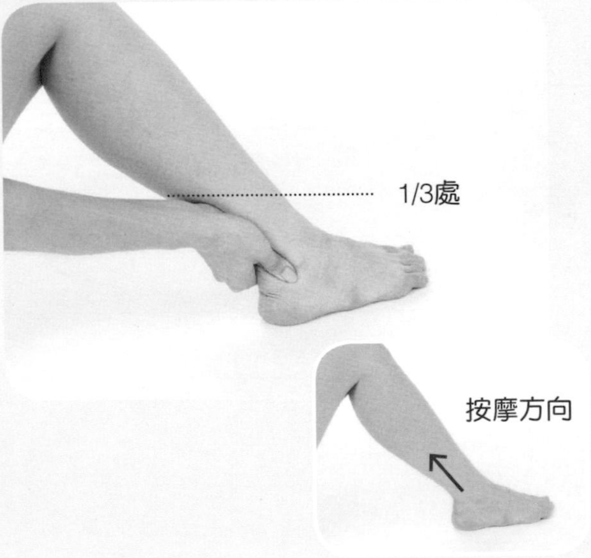

按摩後的伸展操 ②

阿基里斯腱、小腿肚拉筋緩和

1 雙手貼在牆壁上，左腳往前跨，右腳向後拉。

2 雙腳的腳掌貼地，將阿基里斯腱與小腿肚慢慢伸直、拉筋10秒。

3 左右腳位置交換，重複上述動作。

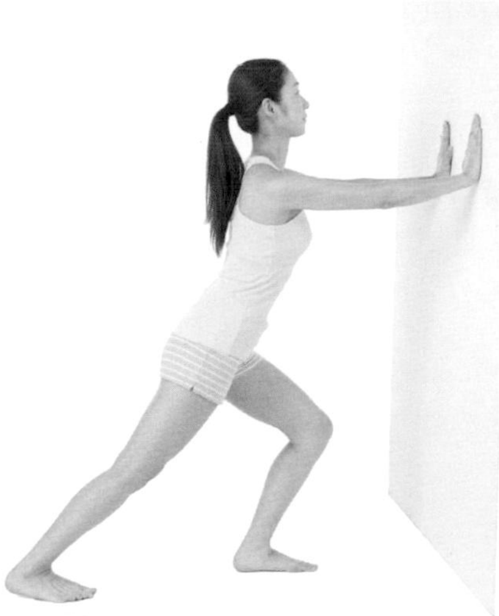

「為家人揉揉小腿肚」居家按摩方法！

可以請身體不適的親朋好友臉朝下趴著，幫他們按摩小腿肚。可以把毛巾放在小腿下方固定腳的位置。用雙手按摩時，可將雙手大拇指指腹交疊，利用體重進行按壓，切記絕對不可以用「指甲」垂直大力按壓，才不會弄痛別人。

嬰幼兒必須「滿 4 個月」才能按摩，只要溫和摩擦小朋友的小腿肚，就能達到效果。小腿肚按摩法只是維持健康的方法，如果在按摩途中，大人或小孩感到頭暈、疼痛，請立即停止。

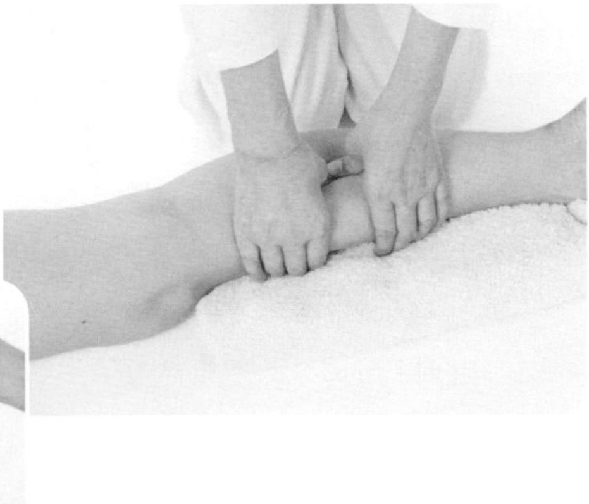

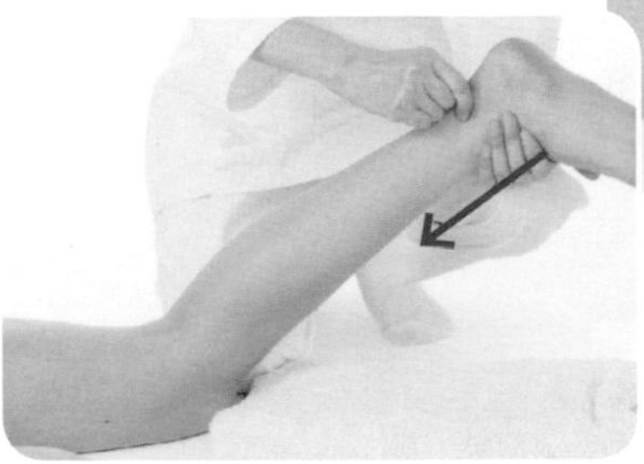

幫家人按摩 ①

手掌摩擦 促進血液循環

1 用左手握住對方右腳踝，右手稍微用力從阿基里斯腱摩擦至膝蓋後方。

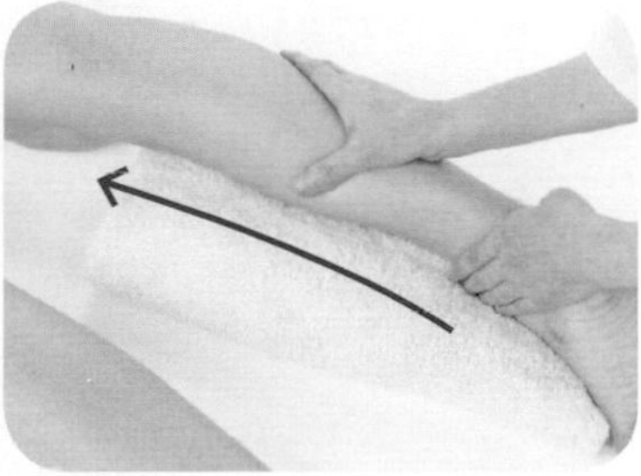

2 按摩至膝蓋後方再回到阿基里斯腱，反覆摩擦。

3 手放在不同位置，摩擦兼及小腿肚的內側、外側。

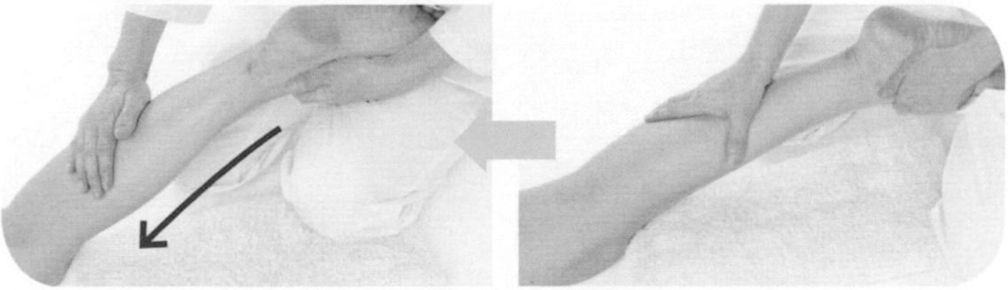

4 把對方膝蓋稍微抬高，手掌放在小腿肚中央部位，輕輕握住小腿肚內外側，往心臟方向摩擦。

5 重複上述動作按摩對方左腳小腿肚。

幫家人按摩 ②

手指輕捏 軟化肌肉

1 雙手輕捏對方右腳小腿肚肌肉，從阿基里斯腱輕輕按摩至膝蓋後方。再分別按摩小腿肚內側、外側與中央部位。

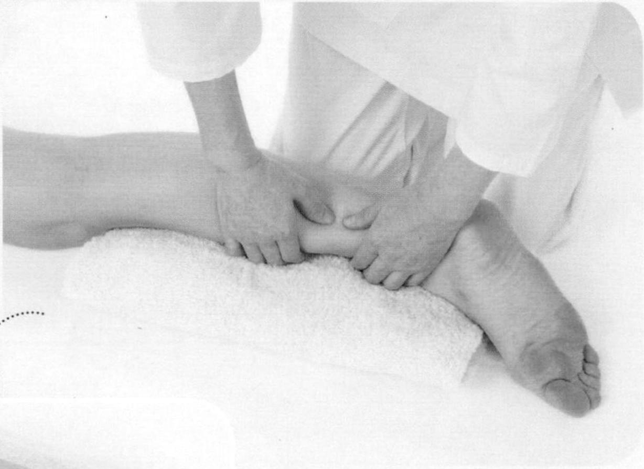

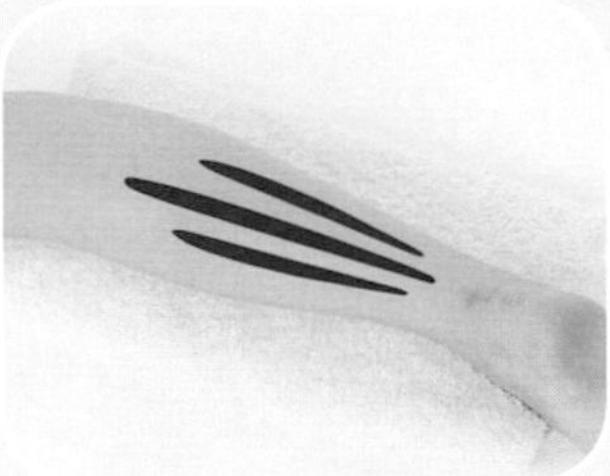

◀小腿肚的內側、外側、中央部位

2 重複上述動作按摩左腳小腿肚。

幫家人按摩 ③
抓握環繞 深層按摩

1 用捏飯糰的力道按壓，雙手輕輕握住對方右腳小腿肚。

2 分別按摩內側、外側與中央部位，從阿基里斯腱深層按摩至膝蓋後方。

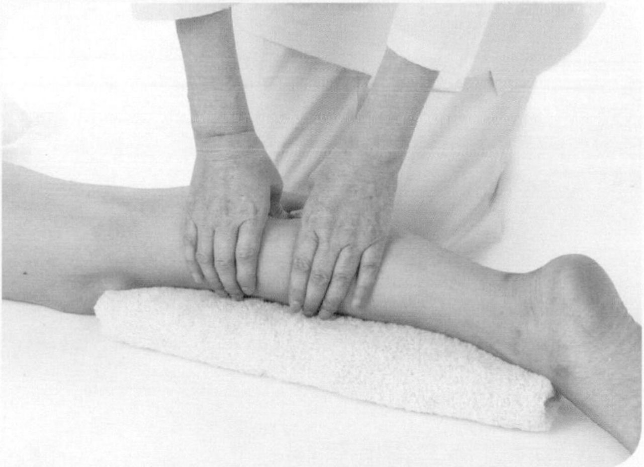

3 重複上述動作按摩左腳小腿肚。

幫家人按摩 ④

大拇指 用力按壓

1 專注小腿中央部位，從對方右腳的阿基里斯腱仔細按壓至膝蓋後方。雙手大拇指指腹交疊，利用全身力量向下按壓。

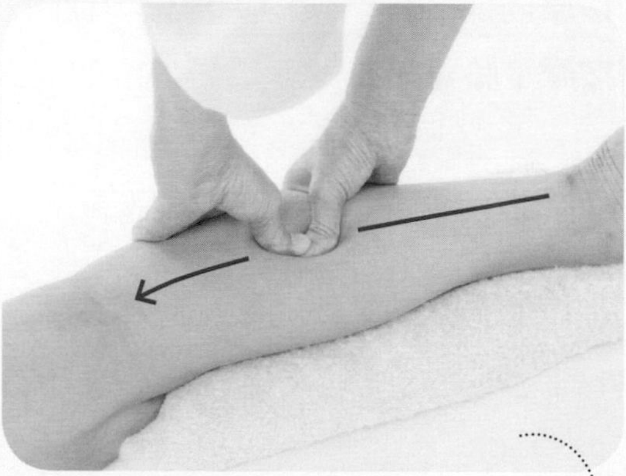

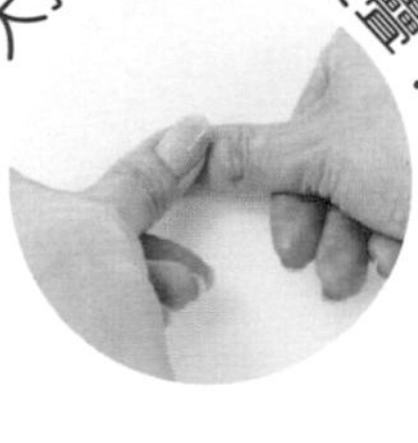

2 按壓至膝蓋後方再回到阿基里斯腱，反覆按摩。

3 按壓至膝蓋後方再回到阿基里斯腱，反覆按摩。

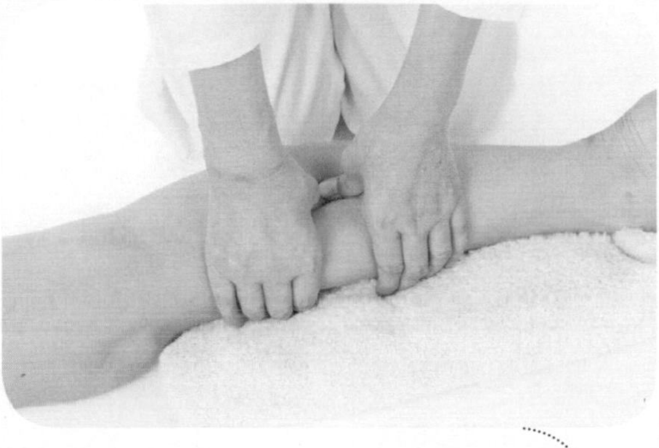

4 重複上述動作按壓
左腳小腿肚。

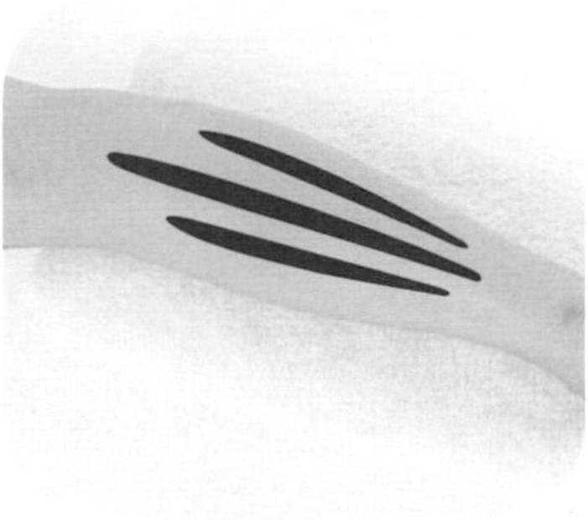

▲ 小腿肚的內側、外側、中央部位

幫家人按摩後的伸展操 ①

抬高 小腿肚 紓緩按摩

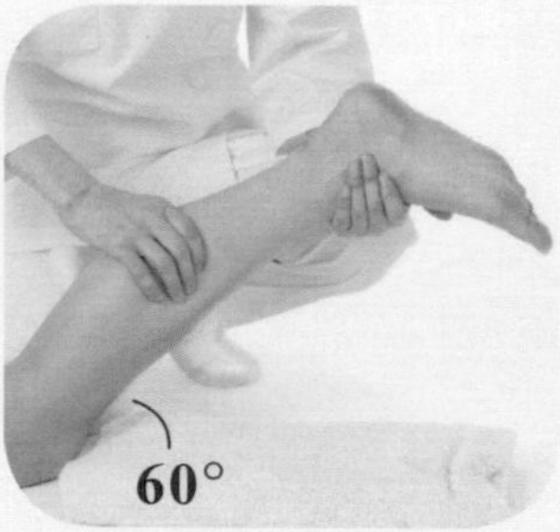

1 將對方右腳膝蓋抬離地面，呈60度。以左手支撐小腿，用右手撫摸放鬆整個小腿肚。

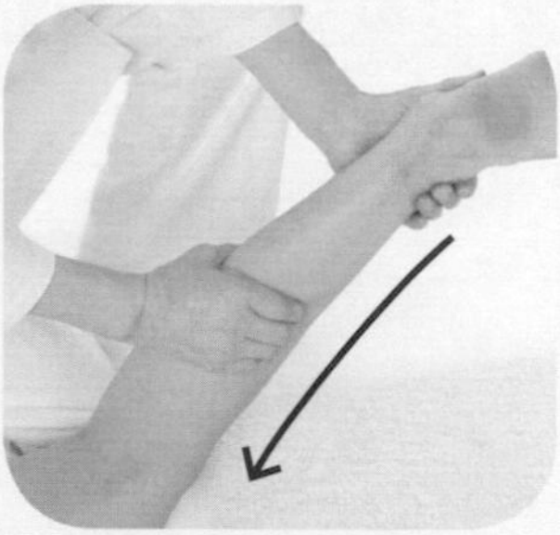

2 抬高角度，使血液回流至心臟，輕輕按摩。

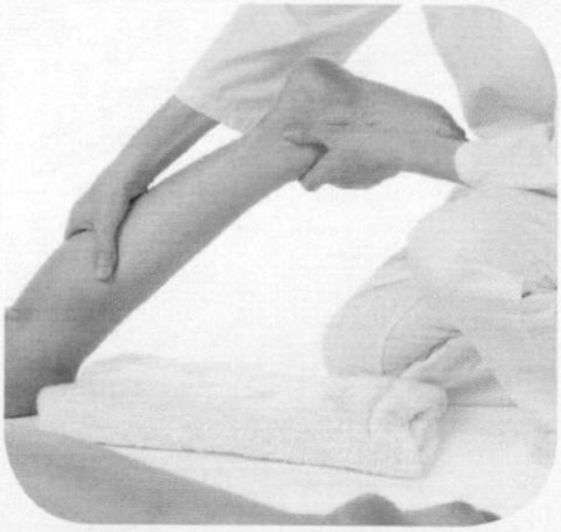

3 面對腳尖坐著，往下撫摸、輕拍小腿肚，抖動整個小腿肚，軟化該部位肌肉。

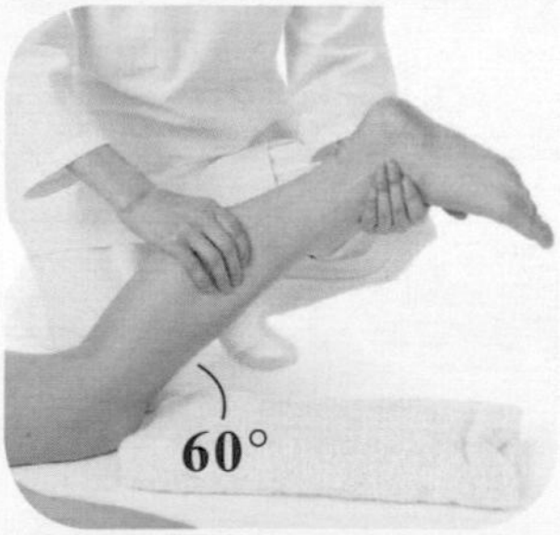

4 重複按摩左腳小腿肚。

幫家人按摩後的伸展操 ②

阿基里斯腱 肌肉放鬆

1 用左手抬高對方右膝以下的部位。

2 用右手從阿基里斯腱按摩至小腿肚下方1/3處，直到小腿肌肉變柔軟。

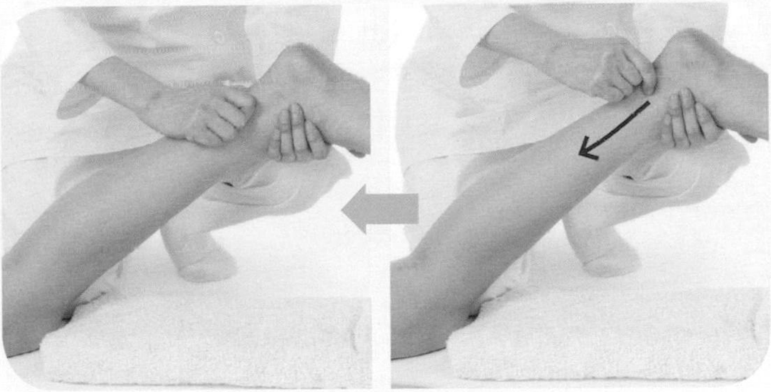

3 重複上述動作按摩左腳。

全國各地迴響不斷！「柔軟的小腿肚」讓我更健康了！

案例1　小孩的神奇「摩擦催眠曲」！（30歲・上班族）

原本2歲大的女兒老是睡不著，讓我束手無策。沒想到幫她摩擦小腿肚1分鐘就安靜下來，2分鐘後就呼呼大睡了。現在女兒睡前還會自動把腳伸出來呢！

案例2　曾經心肌梗塞，如今終於回到正常生活（50歲・上班族）

因為心肌梗塞病倒後，醫生說我有一半以上的心肌已經壞死，得靜養一陣子才行。後來得知小腿肚按摩法對心臟病患者有益，於是每天都會在家按摩2次。後來心電圖報告良好，連膽固醇數值也改善了，看來我馬上就能回公司上班了！

案例3 解除20年痠痛纏身（50歲・工藝家）

20年來持續腰痛、膝蓋痛、肩膀痠痛，試過各種治療方法完全沒有起色。實行小腿肚健康法後，明明沒有直接按摩疼痛部位，但痠痛或僵硬現象卻開始改善，真是太不可思議了！

案例4 手術後快速消水腫的魔法（40歲・粉領族）

50幾歲的大伯動完舌癌手術隔天，臉部極度腫脹。替他揉揉小腿肚後，水腫竟然完全消退了。

案例5 晚上小腿終於不再抽筋！（30歲・家庭主婦）

原本每天晚上腳底板或小腿都會抽筋，劇烈的絞痛讓人難以忍受，但是才按摩幾次小腿就不再抽筋，軟趴趴的小腿肚也變得很有彈性。

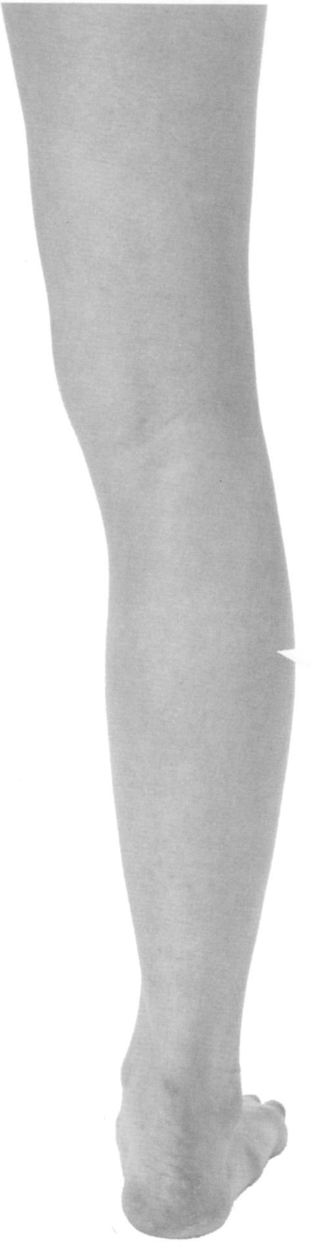

按摩小腿肚可促進血液循環，使人通體舒暢。還能變得神清氣爽、青春洋溢、活力十足！

PART 4

按出「回春抗老力」！

天天零痠痛！90%的疾病都能遠離！

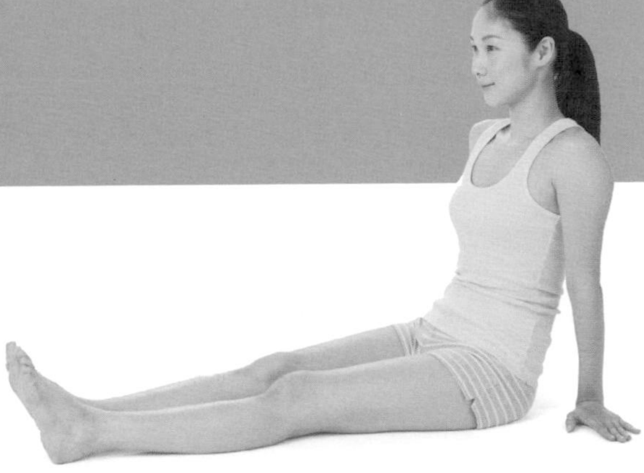

小腿肚是人體發電機，提供溫暖電力

應該很多人過著這種生活：不管在家裡還是外出，所在的空間一定有冷氣或暖氣。不分季節，經常大口喝冰涼的礦泉水或啤酒。嚴冬時期，照常食用小黃瓜、香蕉，這類夏季蔬菜或熱帶水果，甚至吃冰淇淋。去哪裡都要搭車，很少自己走路……。

我們的生活舒適便利，但隱藏了許多會讓手腳冰冷、身體衰退的陷阱。使得**現代人無論男女老幼都容易手腳冰冷，體溫忽高忽低，無法適應氣候變化。**

再加上壓力與睡眠不足，也會刺激自律神經中的「交感神經」，使身體緊張，血液循環不良，導致手腳冰冷。減肥與日漸流行的「粗食」概念（吃天然、未加工過的食物，如糙米）很可能造成營養不均衡，加重手腳冰冷的症狀。

小學生早晚體溫差距大，健康每況愈下

近年來針對成人與小學生進行調查，發現普遍有「體溫異常」的現象。以小學生的身體狀態來說明，早晨上學時約有三成的小學生體溫只有35～36度，下午放學時略微超過37度的小學生反而不斷增加。夏天時，體育課或社團活動途中，有學生中暑暈倒等狀況，這類新聞亦時有所聞。

我和我的孩子，腋溫平均都有36度以上，手腳也不會冰冷，原本以為這樣就可以放心。沒想到**居然還有「不自覺手腳冰冷」的情形，如「上熱下寒」**——指頭部經常充血，臉頰很紅的人，不但心臟與大腦等重要部位的血液循環不穩定，也會造成腸胃的負擔。

「內臟受寒」會影響重要的消化系統

身體有下列不適症狀的人，即使體溫正常，也要注意血液循環不良是否造成「內臟受寒」：

❶ 雙腳容易水腫
❷ 小腿肚比手掌更冰涼
❸ 肚臍以下的部位體溫不高
❹ 下腹部有不舒服的感覺
❺ 喉嚨與腸胃感覺像有東西塞住
❻ 肩頸肌肉十分僵硬
❼ 半夜或清晨時胸部與胃部周圍會疼痛

此外，就像睡覺著涼容易拉肚子一樣，內臟著涼時，症狀會從下腹部開始擴散至胃部。想改善難纏的受涼症狀，小腿肚按摩法可以發揮極大功效。雖然泡澡與襪套也能促進血液循環，但**按摩小腿肚好比啟動體內的「自備發電機」，威力與續航力遠高於外在輔助。**

氣溫忽高忽低，會讓身體「亮紅燈」

2010年日本夏季高溫創下新紀錄。6～8月間，全國因中暑被送往醫院的人超過4萬人，其中約500人死亡。研判今後「熱死人的夏天」只會多不會少。

另一方面，秋天一到氣溫便會驟降10度，還會出現不合時宜的大雪，「氣溫大幅變動」的自然氣候已經形成。夏天熱到不行，冬天則冷得要命！對於習慣使用空調的現代人而言，是相當大的危機。

人體的內臟，尤其是**心臟**、**肝臟**、**大腦等器官，只要超出一定的溫度範圍，就會危及性命**，因此身體會啟動緊急系統，盡力維持中心部位的體溫。

喪失「調節體溫的能力」，可能導致猝死

舉例來說，身體太熱就會流汗，汗水蒸發時便能透過汽化熱使體溫下降。但是愈來愈多人，由於長期待在冷氣房又缺乏運動，身體再熱都不容易流汗，造成體溫積聚在體內，所以無法因應氣溫變化。

體溫超過40度會使細胞損壞，並造成許多生理機能異常。體溫只要超過42度幾分鐘，構成人體的蛋白質，就會像生蛋被煮熟一樣產生變質，而且無法復原。**體溫計最高只標示到42度，是因為人的體溫一旦超過42度就代表「死亡」。**常見的中暑就是源於體內熱氣蓄積，使內臟溫度上升至40度，引起昏厥、熱痙攣、熱射病等暈倒或死亡的症狀。

平常習慣冷氣開很強的人，在大太陽底下走路10分鐘，身體就會發燙，產生倦怠無力感，伴隨劇烈的頭痛不斷襲來，有時還會失去意識，甚至死亡。人類的身體，其實是很脆弱的。

冬天最佳抗寒對策：「熱敷小腿肚」

中暑的源頭，其實是「畏寒」。平日經常覺得冷的人，很快就會對氣溫變化豎起白旗。突然走到寒冷戶外時，容易起雞皮疙瘩全身抖個不停。

這是因為皮膚的血管收縮，避免熱氣往外流失；而肌肉微幅抖動，則是為了使體內生熱的動作。保持體溫需要的熱能，近七成由肌肉收縮產生，剩餘不到三成則由肝臟或腎臟等器官補足。

畏寒的原因之一是「肌肉衰退，無法適度收縮」。一般人習慣長時間待在有空調的室內，所以身體才會怕冷。然而畏寒，還分成許多類型。

畏寒類型

❶氣虛型

中醫將氣力、體力不足的狀態，稱作「氣虛」。外表特徵是**偏瘦且臉色青白、容易疲勞**，體質上有貧血、容易胃下垂、手腳冷冰等問題。如果同時有營養不足與睡眠不足的現象，手腳冰冷的情形就會愈來愈嚴重。

★改善方法：**維持均衡飲食、睡眠充足，避免疲勞累積。**

❷悶悶不樂型

「那樣不行、這樣也不行」，總是**喜歡鑽牛角尖，常常悶悶不樂、惶恐不安而無法放鬆的人**，身體、血管也會一直呈緊張狀態，造成血液循環不良。

長此以往還會出現頭暈目眩、喉嚨緊緊的、呼吸不順、頭部沉重、肩膀痠痛、後背與胸部疼痛、腰痛、腹脹等症狀。

★改善方法：泡熱水澡或外出走走，經常抽空放鬆一下，促進血液循環。

❸上熱下寒型

生氣時臉部立刻脹紅，或是馬上失去血色，情緒起伏激烈的人，自律神經與荷爾蒙容易失調。平常氣色雖然看起來不錯，但很有可能形成「上熱下寒」的狀態，對心臟與大腦的負擔極大。

★改善方法：**經常焦躁不安、怒氣沖沖的人，請多做類似伸展操的輕度運動。**

❹乾燥型

中醫將乾燥型稱為「血虛」，因為血液不足導致營養無法運送至細胞，還會出現鐵質不足的狀況。女性生理期間必須特別注意。血虛也會出現**臉色難看、肌膚與嘴唇乾燥、指甲乾裂、掉髮、起肉刺、集中力不足**等症狀。

★改善方法：多攝取含大量鐵質的食物，不要逞強、保持充足睡眠。

❺水腫型

這種體質的人，血液、淋巴液等體液循環不良，「排水性」不佳。會出現**水腫、頭痛、腰痛、拉肚子、站起來時頭發暈、頻尿、排尿困難**等症狀。

★改善方法：開冷氣時記得將溫度調高一點，也要避免喝冷飲和攝取過多鹽分。半身浴、散步都能促進汗水排出，但記得要多喝溫開水補充水分。

近來感覺手腳冰冷變得特別嚴重，或是已經採取手腳冰冷對策卻無法獲得改善的人，請盡快到醫院接受檢查。因為手腳冰冷的肇因，也可能是營養失調、糖尿病、心臟病、心臟衰竭、腎炎、卵巢機能障礙等疾病。

當腳尖冰冷時，先用溫毛巾熱敷小腿肚，會比熱敷腳尖來得重要，同時還必須加以按摩。因為健康的小腿肚，才能讓溫暖的血液以最有效率的方式，運送至全身與末梢，使腳尖也變得溫熱。

因手腳冰冷而痛苦不堪的人，切記要持續「仔細地對小腿肚深層按摩」。

手腳像「冰棒」，小病大痛會一直來

我的體質也很容易手腳冰冷。有次忙過頭，忘了幫自己按摩小腿肚，結果腳踝周圍便開始冰冷起來。於是決定在某個星期天，仔細按摩小腿肚。仔細觸摸之後，發現肌肉深處出現硬塊。心想「這就是造成手腳冷冰的元凶」，於是鎖定目標，持續用力地按壓，左右腳各按摩1小時，共花了2小時。**如果太用力按壓會損傷組織細胞，必須保持「有點痛又很舒服」的固定強度。**

我的手腳冰冷症狀十分頑固，所以得特別處理才行。第一天我按摩了2個小時、第二天持續1個小時，但是都無法感受到症狀改善。不過到了第三天，幫左腳按摩15分鐘，腳尖就開始暖和起來，像是冰雪瞬間融化的感覺，讓我不由得歡呼「太棒了！」

之後的每一天，我會按摩左右腳各5分鐘，**一天只需要10分鐘，使勁地仔細按摩，腳部便從此不再冰冷了。**輕微手腳冰冷的人，按摩第一天腳底就會有暖意升起。請各位一定要親自體驗看看「小腿肚發電機」的威力。

手腳冰冷是百病之源！活化小腿幫浦功能4大秘訣

大家都知道身體不舒服時，最重要的是到醫院接受治療。但是打針或吃藥只能暫時抑制症狀，身體其實還沒完全康復。**當血液凝滯手腳冰冷時，不適症狀只會接踵而至：**

■ 高血壓、動脈硬化、心臟病、糖尿病等慢性病。

■ 癌症。

■感冒、流感、O157型大腸桿菌等感染症。

■過敏性皮膚炎、花粉症、氣喘等過敏現象。

■憂鬱、失眠、更年期障礙等，自律神經或荷爾蒙失調症狀。

■水腫或肥胖，或肌膚乾燥、長斑。

上述所有疾病，都與血液循環不良以及手腳冰冷有關。所以只要勤加按摩小腿肚，在每天的生活習慣中多用點心，就能遠離手腳冰冷。

擺脫手腳冰冷秘訣❶ 深呼吸

處在壓力大又忙碌的社會中，總是很容易呼吸過淺。所以要刻意提醒自己「吐氣時，完全把氣吐盡」，**努力實行「腹式呼吸法」，才能有效調節自律神經。**

自律神經可使身體機能順利運作，只要保持平衡，就能使血液循環順暢、體溫穩定，有效改善手腳冰冷。

擺脫手腳冰冷秘訣❷ 端正姿勢

大家是否一放鬆就會駝背呢？**當身體歪斜時，血液容易凝滯在不同部位，使內臟機能與肌力衰退，造成手腳冰冷。**

駝背除了有害健康，還會給人「沒有幹勁、陰沉、老態龍鍾」的負面印象，實在是得不償失。除了站立或行走時必須將後背挺直外，搭車或坐在辦公室裡也請保持端正姿勢。

將注意力放在腹肌上，上半身挺直，同時將肩胛骨夾緊，就能呈現出完美正確的姿勢。此時，再將肩膀往下壓，身體的線條就會很好看。端正的姿勢不會使身體歪斜，阻礙血液流動，自然能擺脫手腳冰冷。

擺脫手腳冰冷秘訣③ 不翹二郎腿

不自覺「翹二郎腿」的姿勢，也應該避免。

腳部容易血液循環不良，所以**只要翹二郎腿，就會造成「水腫」**。如果真的忍不住想翹腳，可上下活動位在上側的腳，也很適合進行第3章所介紹的【膝蓋摩擦】自體按摩法（第59頁）。

擺脫手腳冰冷秘訣④ 踮腳走路、上下樓梯

沒事踮腳或踮腳尖行走、上下樓梯，都可活化小腿肚的幫浦功能。**經常伸縮腳踝，可以直接刺激小腿肚的肌肉，強化「擠乳作用」把血液運送出去。**

例如洗碗時站著可以不時踮起腳尖。單純走下樓梯時也可以伸縮腳踝，「至少在下樓時不搭電梯」，就能自然而然維持小腿健康了。只要每天多用點心，就能遠離手腳冰冷。就算沒時間運動，也不可以輕言放棄！

「NK細胞」是消滅癌細胞的自然殺手

為什麼體溫上升，免疫力就會提高呢？因為體溫、血液循環、免疫力是息息相關的。人體具備排除「異常物質、毒物」的能力，即「免疫力」。免疫力也可以用來對抗癌細胞、感冒、流感等病毒。

我們的身體約由60兆個細胞所組成，血液負責運送營養與氧氣，還能順帶回收老廢物質。白血球也存在於血液中，進行體內循環時，負責抵抗病毒等外來物質。**血液循環不良，白血球便無法聚集起來對抗體內異物，病毒與細菌便會橫行，引發感染症或癌症等各種疾病。**

好的血液循環，能帶來「高效免疫力」

反過來說，只要改善血液循環讓身體溫熱，腸道變暖生理機能也會跟著改善。俗話說「提升免疫力由腸道做起」，因為**人體80%的免疫力，與腸道健康密切相關。**

吃太多冰淇淋、或睡覺著涼時，容易拉肚子或罹患感冒，是因為腸道受涼，讓免疫力大幅降低。免疫力下降則是引發疾病的最大導火線，流感與O157型大腸桿菌等傳染症，都是趁此時入侵人體。所以**只要體溫上升就能強化腸道機能，一併提升免疫力。**

大部分人生病發燒，代表「白血球正在對抗病毒」，也可以聯想成是人體正在發揮自癒力。所以平時只要多下工夫保持身體溫暖，便可預防百病。而保持體溫最有效的方法便是透過「個人發電廠」——小腿肚。

●常常生病、體溫低的人，罹癌機率較高

想活得健康長壽，必須盡力提高體溫，鍛鍊身體的免疫力。體內的NK（自然殺手）細胞是身體的守護神，能最早發現癌細胞與病毒，並予以消滅。不管感冒如何流行，總是有人能全身而退，有人卻三不五時發燒，還會久病難癒。

兩類人最大的不同，就在於「NK細胞是否健康」。血液中的白血球會在體內四處循環，大致可分為吞食細菌異物的「粒性白血球」，小於細菌的癌細胞與病毒則由「淋巴球」加以吸附消滅。

NK細胞屬於淋巴球系統。正如「自然殺手」的名字，NK細胞是有極大殺傷力的防衛機制。NK細胞常會在體內巡邏，一發現癌細胞或感染病毒的細胞，就「殺無赦」。

其實人體每天都會有3千~5千個癌細胞生成。但只要NK細胞健康，就能把它們殺得片甲不留，因此癌細胞不會增殖。相反地，如果NK細胞衰弱，癌細胞就

會迅速增加，只要罹患感冒或其他疾病就會惡化，體內變成「無政府狀態」。

健康身體的白血球，會維持60％顆粒球、40％淋巴球的平衡狀態。但身體冰冷、壓力過大、過勞、失眠等現象不斷發生的話，身體就會一直依賴鎮痛劑等藥物；或是每天都懶得活動身體、不喜歡笑，粒性白血球比例就會增加。

粒性白血球消滅細菌的氧化作用過強，會造成內臟器官或血管疼痛，並引發動脈硬化與癌症。加上淋巴球變少，NK細胞也會變遲鈍，讓虛弱的身體變成「藥罐子」。

身體有氣無力時，「泡腳＋按摩小腿肚」和病毒說再見

到底該如何使NK細胞保持健康呢？勤做「小腿肚按摩與泡腳」效果最好！根據東京大學等學術單位的研究，將雙腳泡在40～41度熱水裡，水面須高過腳踝骨上方5公分，約20分鐘後抽血檢查，發現10個人中有7人的NK細胞活化程度都提高了。

繼續維持泡腳習慣的人，其NK細胞的活化程度沒有衰退，甚至有報告顯示，他們認為自己變得「不再經常感冒、不容易疲勞」。

雖然泡澡的效果也不錯，但是最大的缺點是夏天容易頭暈，而冬天室溫與水

溫相差太大，會使血壓、血流忽高忽低。如果泡澡的時間「過長」，會相當危險。舉例來說，全身泡在41度的熱水裡，專心按摩小腿肚一不小心就會超過30分鐘，此時內臟溫度會上升到39度，形成中暑狀態。

此外，體溫上升太多時，身體會誤以為出現「緊急狀況」而亢奮起來，最後不但無法放鬆，晚上也會難以入睡、降低睡眠品質。體溫也是「過猶不及」！

入浴後的體溫必須保持腋溫37.5度左右，才能活化NK細胞。

泡足湯可以減輕心臟與血管的負擔，泡完立刻按摩小腿肚，還有促進血液循環、提高免疫力的效果。泡腳前後，也請記得多補充溫開水。**特別在快感冒的時候，泡泡腳、按摩小腿肚，然後好好睡上一覺，隔天病毒就會消失了。**

常有人問我，為了使小腿肚保暖，可以一直穿著襪套嗎？雖然能理解這種想法，但我認為「不可以過度保護」。

●積極鍛鍊小腿肚，50歲照樣不生病！

例如胃消化不良時改吃粥比較好，但如果每天都吃粥的話，胃就變得無法消化一般米飯了。免疫力也是相同的道理，**壓力太大或是保護過度缺乏刺激，都會使免疫力下降。**

如果想強化小腿肚的力量，建議可以在洗澡時用熱水、冷水交替淋小腿，或是用力揉一揉、踮腳尖走路等。除了細心呵護之外，適度「鍛鍊」也很重要。

內含NK細胞的淋巴球，年輕時數量較多，30歲後比例就會明顯下降。因此很多人過了30歲就容易疲勞，40歲後身體出現許多病痛，邁入50歲則是癌症好發期。

可是醫學數據顯示，**體溫穩定、經常活動身體、笑口常開的人，即使上了年紀，NK細胞淋巴球的比例也不會下降。**只要心情愉悅，並經常按摩小腿肚，無病無痛健康活到老一點也不難。

美容、抗老、減肥，按摩小腿就對了

青春不是人生的一段時光，青春是心情的一種狀況。

——塞繆爾．厄爾曼

不只如此，「青春」也是血液的一種狀況。

人的身體會老化，隨著年齡增長新陳代謝會衰退，體內可以生成的水分也會減少。新生兒時期體內水分高達80%，到了成人之後降至60%，老年人則只剩下不到50%。所以才會造成皮膚鬆弛，產生皺紋。

但是，**如果上了年紀血液循環依舊順暢，就能讓體溫維持在36.5～37.1度間，使養分與荷爾蒙持續運送到身體各個角落。**多餘的脂肪、老廢物質、水分也能順利排出。細胞因此活化就會產生好氣色，整個人看起來活力十足、神采奕奕。

就像「金婆婆」，過了90歲才接觸小腿肚按摩，**不但從此遠離失智症，還以107歲的高齡辭世。**所以不管活到幾歲都不嫌晚，開始按摩小腿肚就能馬上改善血液循環，體驗返老還童的神奇效果。

●揉揉小腿肚，90歲高齡也能返老還童！

近八成有肌膚粗糙困擾的人，都會感到「手腳冰冷」。某藥廠曾針對10～60歲的763人進行問卷調查，結果發現78％身體肌膚粗糙的人，都有「手腳冰冷」的症狀。

另一方面，皮膚科醫師也指出：「手腳會裂傷或凍傷的人，只要持續按摩手腳2週，就能改善血液循環，使體表溫度上升，改善全身肌膚問題。」**促進血液循環並提高體溫，就是皮膚的最佳美容液。**所以，按摩小腿肚也是重要的美膚保養環節。

只要每天揉揉小腿肚，血液循環一定會變得更順暢，體溫也隨之上升，健康狀況就會好轉。維持正常體溫，使全身細胞活化，老廢物質就能完全排出，皺紋或老人臭也不會上身。

按摩小腿還能讓肌膚常保水潤，提高對抗疾病的免疫力。多餘的脂肪也會因新陳代謝順暢，不會囤積在身上，所以可使人神清氣爽、青春永駐。

「踮腳尖」走路，走出回春抗老力！

許多夏天中暑死亡的人，都是老年人。老年人的生理機能衰退，自律神經功能不佳，面對突如其來的酷暑常常無法調適。使得體內的水分循環停滯，熱氣無法消退。再加上內臟調節功能也退化，才會導致死亡。**預防中暑最重要的是，「打造可將體內囤積熱氣排出的體質」**。

這時，小腿肚按摩的作用非常重要。它可以改善血液、淋巴液、水分等所有體液循環。反過來說，小腿肚能敏銳反映人體的循環狀況。

名古屋大學醫學部蟹江良一助教授，曾經發表數據顯示：「上了年紀，血液循環就會變差，小腿肚溫度也會明顯降低。不過，小腿肚卻也是雙腳經由運動後最容易提高溫度的部位。」

教授使用可精密測量體溫的紅外線熱影像裝置，測量安養中心的20名老人（平均年齡83.1歲）與20名成人（平均年齡34.5歲）的腳部溫度，結果十分有趣！

不想「提早衰老」，記得要隨時給小腿肚「刺激」

成人大腿表面、大腿後方、小腿、小腿肚的溫度，幾乎沒有差別。反過來看老年人的數據，他們小腿肚的溫度極低，甚至與體溫最高的大腿相比，平均有1.75度的落差。

接下來，請老人家連續6週進行簡單的腳部運動，例如一天踩兩次腳踏車等。結果，運動後大腿等其他部位的體溫只上升了0.1～0.4%，而小腿肚卻上升了0.54度，相當於1.7%。

這表示「**簡單伸展小腿肚，溫度就能馬上提升**」。還能加強血液循環的幫浦功能，使溫暖的血液送達身體各處，讓體溫上升。說到預防腳部退化，以往都會積極訓練大肌肉，其實運動或按摩小腿肚反而更重要。

為了常保年輕，「改善腸道健康並清除宿便」也很重要。體內所囤積的老廢物質，75%會成為糞便排出體外。相反地，**如果糞便停留在腸道內太久，各種毒素也會停留在體內，造成早衰。**而小腿肚按摩法可以直接活化腸道，所以常有很多人回饋說：「便秘也改善了！」

除了第3章的小腿肚按摩法之外，緩慢重複進行踮腳尖運動、平躺在床上彎曲伸展腳踝等等，在體力許可下適度放鬆小腿肚，再給予刺激，返老還童便不再是夢想。

雙腳常水腫，容易得到「致命血栓」

運動選手也無法倖免的「經濟艙症候群」

有位日本足球國手曾因「經濟艙症候群」病倒，無法在世界盃中出賽。因為長時間坐在飛機、汽車等狹窄的座位，想要起身走路時突然呼吸困難，甚至死亡的案例不在少數，這就是經濟艙症候群。不只在飛機上會發生，計程車司機、在車上過夜的人等，許多人都成為經濟艙症候群的犧牲者。

經濟艙症候群的正式醫學名稱為「深度靜脈血栓」。血液只要凝滯幾個小時，就會在血管內形成血栓（血塊），阻塞肺部的話，也可能致命。

即使是受過鍛練的年輕運動員，也逃不過這種危機。這種疾病讓人了解到「血液循環」的重要，以及血栓的可怕。而**經濟艙症候群的初期症狀，就是「腳部水腫」**。

每小時站起來一次，可避免中風猝死

換句話說，腳部經常水腫的人，就容易形成血栓。日本排名第一的死亡疾病雖然是癌症，但是緊追在後的腦梗塞與心肌梗塞也非常可怕。

一整天都必須使用電腦工作的人，還有長時間坐在家裡的人，必須多加留意。根據研究機關測量，人站立的時候，腳部的血液會以每秒12公分的速度順暢流動。坐下時，流動速度則減半為每秒5公分。持續坐著30分鐘的話，血流會下降到每秒2.5公分。

日本航空醫學研究中心利用超音波，測量小腿肚上方血流速度的實驗顯示，**站立時血液每秒流動6.3公分，坐下變成每秒4.4公分。坐下30分鐘後，速度會減半到每秒3.1公分。**

坐姿會使小腿肚肌肉不易收縮，因此將血液回送至心臟的「幫浦機能」也會變差。進而使血液凝滯、血液循環變慢。此時只要用手輕揉小腿肚，就能促進血液循環。

總而言之，為了避免血栓形成，就算一直坐著也要經常用手按摩小腿肚，最少每小時應站起來一次、轉動腳踝。也可以站起來踮踮腳尖，活化小腿肚肌肉。

注重「血管年齡」，少喝冰水

●搭飛機半天，會失去體內一半水分

形成血栓的另一個原因，是「水分不足」。搭飛機時特別容易出現經濟艙症候群，這是因為機艙內空氣乾燥，每小時約有80毫升水分會從體內蒸發。

成人每天需要的水分約1.8公升，如果搭乘12小時的飛機，約有一半以上的水分，也就是將近1公升的水流失。當體內水分不足時，囤積在腳部的血液會產生黏性，變成「濃稠」狀態，因此容易形成血栓。

再次提醒各位，身體容易水腫的人，千萬別認為「喝水會更腫」，因而減少水分的攝取。如果血液循環不良，老廢物質便無法順利排出體外，會水腫得更加厲害，形成血栓的風險也會大大提高。

●想讓血流順暢，少喝咖啡、茶、冰水

經常補充水分可促進血液循環，降低血栓形成機率。但是咖啡、茶這類含咖啡因飲料或酒精有利尿作用，所以不但無法補充水分，反而更可能會引起水腫。

此外，**冰水會讓體溫下降，大口暢飲也會對身體造成負擔。平常外出時可將溫開水，裝進保特瓶或水壺內隨身攜帶**，每次少量補充水分才是最好的方式。喝水時，可以花2～3分鐘，緩慢小口地將水分送進體內。

你的血管是否「過勞、早衰」？

最近經常聽到「血管年齡」這個名詞。血管會隨著年齡增加失去彈性，但卻有愈來愈多年輕人出現血管硬化、血管年齡偏高，也就是「血管老化」。

血管一旦硬化，血液流動就會損傷血管內壁，造成結痂狀隆起，使血管變脆弱、寬度變細、容易破裂，形成「動脈硬化」。此時如果再出現血栓，就會立刻演變成腦梗塞或心肌梗塞。

因此20～50歲的青壯年人口中，每年都會出現因高血壓、動脈硬化、腦梗塞、心肌梗塞、蜘蛛膜下腔出血猝死的悲劇。乍看之下，每種疾病彼此毫無關連，**其實全都是「血液循環異常」所引起，它們都是可怕的「循環器官疾病」。**

「血管阻塞」無法自覺，一定要隨時注意小腿肚保健！

血液可運送氧氣及營養素到人體60兆個細胞，並回收不需要的老廢物質。舊約聖經中曾提及「血就是生命」，血液循環停止即代表「死亡」。若是發生腦梗塞，大腦某部位的血液無法流通，將導致身體機能損壞。因此**很多人即使存活下來，也會留下半身麻痺或語言障礙等嚴重後遺症，需要花很長的時間進行復建。**

心肌梗塞與蜘蛛膜下腔出血也是同樣道理，發病可能會造成死亡，或是留下嚴重的後遺症。這點無論醫學如何進步，都不會有所改變。還有一點相當可怕，就是**「血管阻塞的瞬間，自己並不會察覺」**。

動脈硬化的危險因子有「高血脂症、高血壓、糖尿病、肥胖、抽煙、飲食不均衡、壓力、神經質、運動不足、年齡增長、遺傳」等，族繁不及備載，大多與體質相關，真是防不勝防。但是，我們可以透過物理性的方法，努力讓血管變年輕，那就是——「小腿肚按摩法」。

走路時抽筋、雙腿、臀部會痛，可能是血管阻塞了！

現在，來學習一下血壓與血管的基本常識，因為它們與健康密切相關。血壓分為舒張壓與收縮壓兩種數值，均以「毫米水銀柱」為單位：

舒張壓 血管壁承受最大壓力那一瞬間的數值。

收縮壓 血管壁承受壓力最小那一瞬間的數值。

當舒張壓在140毫米水銀柱以上，收縮壓在90以上，就可以診斷為「高血壓」。

血壓偏高的話，血管壁會一直承受巨大的壓力。因此，血管容易損傷，造成結痂狀隆起，血管就會變狹窄。結痂狀就是「血管斑塊」，十分脆弱容易會剝落。而且血管斑塊會形成血栓，有時甚至會阻塞血管。另外當血液凝滯時也會形成血塊，這些血塊也會成為血栓。

異常生成的「致命血栓」，是中風、猝死主因

倘若血栓阻塞在心臟附近的血管，就會造成心肌梗塞；阻塞在大腦附近，就會引起腦梗塞。發生腦梗塞時，血液將無法繼續往前運送，所以才會致命。

平常因為有血栓的存在，受傷時出血才不會流失大量血液，還能修補血管損傷。而人體內存有溶解多餘血栓的酵素，能促進血液循環順暢。

但是動脈硬化、高血脂症、高血壓等疾病會使血管變脆弱，造成酵素無法生成，導致血栓無法完全溶解。而且血管本身也容易損傷，並因此啟動療傷能力，一而再再而三的作用之下，血液便容易形成血塊。**所以血管脆弱，就會加速血栓形成，提高生病風險。**

腳尖發麻、莫名其妙發冷時須特別注意

想知道自己是否容易形成血栓，最常見的方法，就是藉由「腳部水腫」情形來判斷。囤積的血液會凝滯、結塊，才會形成血栓。有些女性的小腿肚用手指按壓後會留下痕跡，此時用超音波檢查常會發現，血管中呈現白白濁濁的狀態——這就是血液凝滯的證據。

近來關於腿部動脈硬化的案例愈來愈多，研究指出，這些患者大多患有糖尿病。最初的徵兆是腳尖發麻，還會莫名其妙發冷。

進入第二階段後，**只要步行某段距離，肌肉就會疼痛、抽筋而無法動彈，必須休息過後才能再開始行走。**如果「走路時小腿肚、大腿、屁股會痛」，很可能就是因為雙腳根部的血管阻塞、變窄了。

第三階段會在休息時、晚上睡覺時，小腿肚等部位強烈疼痛，再惡化下去的話，腳尖血液循環不良的部位會出現潰瘍，甚至讓腳尖壞死（腐爛）。

少運動、吃太多，罹患心血管疾病的風險大增！

根據日本衛生署近幾年的統計顯示，日本每年因心肌梗塞、心臟衰竭等心臟疾病死亡的人數，約16萬人。因腦梗塞或腦出血等中風症狀死亡的人數，約有13萬人。

整體看來，每年有超過30萬的日本人因「循環器官疾病」（心血管疾病）喪命，代表總死亡人數中，每3人就有1人死於這類病因。這與每年因肺癌、胃癌等癌症死亡的32萬人不相上下。

夏天更容易發生腦梗塞？

雖然腦梗塞與心肌梗塞常使人誤以為「只會在寒冷季節對老年人造成威脅」，但日本政府機關10年來長期追踪超過10萬名的男女，發現**其實夏天比冬天更容易發生腦梗塞，而且30～50歲的患者急速增加。**日本全國統計起來，居然有高達10萬人曾因腦梗塞到醫院求診或住院接受治療。

新聞也不時報導，注重健康並經常鍛練身體的歌手，因腦梗塞病倒；藝人在挑戰馬拉松時，急性心肌梗塞發作，甚至危及性命。

另外，臥病在床接受看護的病人約有40萬人，45%為循環器官疾病患者，其中更有九成為腦中風病患。循環器官疾病，甚實比癌症可怕太多了！

擁有「健康小腿肚」，才能擁有正常的血液循環

血管硬化最主要的兩個原因，就是運動不足與飲食過量。話雖如此，突然開始從事激烈慢跑或網球等劇烈運動，反而會使血管收縮變硬。而且「粗食」也會讓血液中的膽固醇減少，導致血管壁容易破裂。

膽固醇中的中性脂肪一直被認為罪大惡極，其實中性脂肪是細胞膜的重要成分，也能生成各種荷爾蒙，還能中和類似O157型大腸桿菌的病原菌達到無毒化，所以是預防感染不可或缺的營養。

比起劇烈運動或粗食，適度活動身體與腳踝、均衡飲食、仔細按摩小腿肚，更能預防循環器官疾病。小腿肚健康法的發明人，石川洋一醫師曾說：「小腿肚就像是第二顆心臟，能將腳部血液往上運送，也是控制心臟運作的重要器官。**人類沒有健康的小腿肚，就無法維持正常的血液循環。**」

PART 5

5 分鐘元氣回復！免疫力速 UP ！

「小腿變柔軟」能燃燒脂肪、擊退憂鬱，年輕 15 歲！

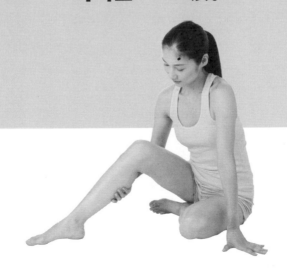

體溫上升1度，脂肪燃燒量多13%

利用小腿肚按摩法改善「手腳冰冷」，**體溫上升1度，每天燃燒體脂肪的基礎代謝量也可以上升12～13%（約150卡），成為易瘦體質。**

大家經常聽到「代謝好、代謝差」的說法，就是指身體的代謝能力。我們每天都會從食物中攝取營養，在體內將營養素燃燒後轉化成能量。而消耗能量的系統便稱作「代謝」。

調節體溫、呼吸、心臟跳動、食物的消化與吸收、使老舊細胞重新生成新細胞等，這些都必須透過代謝，因此代謝就等於生命的活動。

●想提高自癒力，「增加肌肉」為首要之急

人體代謝可分為3大類：

❶**基礎代謝**（60～70％）：維持生命時所需的最低能量，就算只是坐著不動，為了生存下去每天也需消耗一定的能量。

❷**日常活動代謝**（約20％）：日常活動或運動使用的能量。

❸**飲食誘導性熱代謝**（約10％）：攝取食物時，腸胃等器官活動、消化、吸收的能量。

❶基礎代謝主要用來維持體溫，居然就佔了一個人每天60～70％的能量消耗。❷日常活動代謝是工作、運動、做家事等活動所使用的能量，比想像中還少，約佔20％。剩下大約10％的❸飲食誘導性熱代謝，會在消化食物時使用。

●體溫、基礎代謝、肌肉量會相互影響

依照上述比例，我們可以發現主角是❶基礎代謝。我們睡覺時，身體為了保持體溫，心臟、腸胃、小腿肚幫浦仍會持續運作。即使臥病在床失去意識，大腦仍會持續運作，使心臟跳動，並讓肌肉活動。所以就算一動也不動，為了生存每天都會用到的能量，就是「基礎代謝量」。

體溫與基礎代謝呈正比，體溫上升，基礎代謝就會提高。而且基礎代謝與肌肉量也呈正比。也就是說，**只要增加肌肉，基礎代謝就會提高；基礎代謝提高，體溫自然會上升。**

中年肥胖危機：什麼都不做，1年就胖0.5公斤！

「代謝好的人」，就是指營養素燃燒成為能量後，消耗功能良好的人。也就是吃再多也不容易變胖，不會囤積多餘脂肪的體質。反過來說，**「代謝差的人」就是容易發胖，會囤積老廢物質的體質。**

努力減肥也瘦不下來、體溫偏低、手腳冰冷、水腫、很少流汗、容易疲勞等，是代謝能力衰弱的現象。很多人以為這是年紀漸長的「正常現象」，但若因此置之不理。不但會讓身材走樣、中年發福，還會有許多疾病伴隨肥胖出現。

●邁入30歲，胖得更快？揭發「中年發福」的恐怖真相

基礎代謝量的高峰期是在20歲以前，男性為1500卡，女性為1200卡。這個時期代謝作用最活躍，就算躺著不動也會消耗能量，所以稍微吃多一點也不會變胖。

但是過了20歲以後，**一日基礎代謝量，每過10年就會遞減100卡。**若將減少的基礎代謝量，換算成囤積在身體上的脂肪，簡單計算後，**1年就會增加體重5公斤以上。**

邁入30歲後，如果食量還是與20歲一樣，連運動量也不變的話，體重便會慢慢增加。有些人如果學生時代曾是一名運動員，但出社會後忙到連散步的時間都沒有，這樣的人特別容易變胖。因為運動量減少，能量就會剩下更多。

到了40歲、50歲，隨著年齡增長，活動的時間會愈來愈短，活動量也降低，所以更容易發胖——這就是「中年肥胖」的真相！

不用流汗！讓小腿肚默默幫你燃燒熱量

體溫上升1度基礎代謝量就會提高12～13%，因此吃下相同分量的食物，脂肪也不容易囤積。例如得流感發高燒後，有時會變瘦2～3公斤，除了是因為食量減少之外，能量也比平常消耗更多。

成人每天所需的熱量，依年齡、身高、體重而有所差異，但平均值為：男性2000～2200卡、女性1800～2000卡。

成人女性的基礎代謝量 2000卡×60～70%＝1200～1400卡

體溫提高1度增加的基礎代謝量 1200～1400卡×12%＝144～168卡

從熱量計算可以知道，努力讓體溫上升1度，每天就會多消耗144～168卡的熱量。**等於什麼事都不做，每天就能消耗掉散步1小時的熱量。**

體溫高＝基礎代謝高，屬於吃再多也不會發胖的體質；
體溫低＝基礎代謝低，成為吃一點就容易發胖的體質。

所以「讓體溫升高」可說是預防肥胖最簡單的方法。那有什麼好方法可以改善手腳冰冷、提高體溫呢？就是「活化下半身的肌肉」。**全身六至七成的肌肉位於下半身，所以會產生許多熱能（消耗能量）。其中的主角就是肌肉塊，也就是小腿肚。**

走路、上下樓梯、體操、伸展操，這些全都是活化小腿肚的最佳運動，可是要小心運動過度會造成肌肉疲勞，甚至造成運動傷害。但換做按摩小腿肚，不僅能持續活化小腿肚肌肉，還能消除疲勞。

按壓「膝蓋後方」，蘿蔔腿變纖細

把握「黃金時機」按摩小腿，能排出體內毒素

因為小腿肚「太粗」而感到自卑的人應該不少吧？其實腿粗的主因是「水腫」。因此先決條件是要排出囤積在小腿肚的老廢物質與水分，改善淋巴液循環。

改善淋巴液循環最有效的方法，就是泡澡（將溫水高度維持在胸口以下，慢慢泡40分鐘的半身浴更好）**同時雙手「從阿基里斯腱到膝蓋後方」，溫柔地來回**

摩擦數次，再用手指仔細按壓。

接下來，按壓膝蓋後方感覺「有點痛」的部位，按壓後放開。仔細地重複進行上述動作。阿基里斯腱到膝蓋後方的小腿肚部位，有許多能代謝身體與老廢物質的穴位。尤其是按壓膝蓋後方，排毒的效果特別好。

此外，**洗澡後體溫上升會促進血液循環，所以在洗澡前後進行淋巴按摩法，排毒的效果也會加倍。**同時請記得要適時補充水分，少量飲用溫水或常溫開水。第166頁，也會再介紹「踮腳尖、踮腳尖走路」等小腿肚纖細運動。

3 關鍵，避免小腿肚伸展過猛，造成拉傷抽筋

想透過運動提高代謝，最怕一不小心讓小腿肌肉拉傷。跑步、跨越、跳躍時，小腿肌肉瞬間伸展過猛，就會造成肌肉拉傷。

當小腿肚用力時，會有兩處肌肉隆起。內側肌肉稱作內側腓腸肌，外側肌肉

為外側腓腸肌。如同橡皮筋打結後用力拉，靠近打結處會斷裂，肌肉與肌腱連接的阿基里斯腱，也很容易發生問題。

比腓腸肌更接近中央骨頭的部位，還有形狀類似比目魚的比目魚肌。從事馬拉松、慢跑、長時間快走等運動時，膝蓋以下常出現慢性疲勞的症狀，此時就會使比目魚肌拉傷。比目魚肌拉傷前，會發出疼痛的信號。

運動過度造成小腿肚疲勞，或是肌肉收縮反應遲鈍，就會造成肌肉拉傷。只要注意下述3個關鍵，並注意「不要太過逞強」就能預防肌肉拉傷。

❶運動前充分暖身。

❷穿襪套保護。

❸運動後冰敷小腿肚，避免肌肉過熱發炎。

最後Q&A所提及的「小腿肚抽筋」（第162頁）同樣屬於輕度肌肉拉傷，這些預防方法也可以參考使用。

常常腰痛的人，小腿肚一定很僵硬

痠痛貼布、腰痛體操、腰痛束帶、低周波治療器等，能做的都做了，但會腰痛的人，還是大有人在。

比起西方人，日本佔壓倒性多數的疼痛病症，就是「腰痛」。根據東京大學醫學部22世紀醫療中心的調查顯示，約有1千5百萬名日本人深受腰痛所苦。患有腰痛的人數每年都在增加，但是研究數據指出，其中有85%的人「原因不明」，真是不可思議啊！

腰痛一詞說來簡單，其實可再細分為慢性腰痛、椎間盤突出、坐骨神經痛等各種類型。但大部分的導火線都是**腰部肌肉無力支撐骨頭，造成施力不當。**結果導致肌肉緊張，椎間盤突出，脊柱間變狹窄，出現疼痛症狀。

長時間坐在電腦或電視機前、姿勢不良、年紀增加等，受到各種原因影響，腰痛人數日漸增多。儘管如此，多達1千5百萬人患有腰痛，實在是相當驚人！

●天天伸展小腿肚，可放鬆脊椎周圍的肌肉

小腿肚的肌肉，深受腰部影響。會腰痛的人，或是隱約要開始腰痛的人，支撐腰部的肌肉狀態大多左右不平衡。因此，左右骨盤的高度與肌關節的位置不一致，導致無法平均支撐腰部。

惡性循環下，**雙腳的小腿肚要幫忙承受不平均的重量，造成很大的負擔。小腿肚受到壓迫後，傳送血液的幫浦能力就會變弱，肌肉也會疲勞。**造成血液循環凝滯、腳部水腫，沒走幾步路就會感到疲倦，小腿也會常常抽筋。腳踝同時感到

負擔，使腳底或腳跟疼痛。

不過反向思考一下，伸展小腿肚就能促進血液循環，還能放鬆脊椎周圍的肌肉，減輕腰痛。最近，會不會感覺腰部悶悶的？回答「會」的人，趕快來做做預防腰痛的伸展操吧。

●緩慢拉筋伸展，從「小腿肚」刺激腰部肌肉

請參考第3章「小腿肚自癒按摩法」中，按摩後的伸展操❷【阿基里斯腱、小腿肚】拉筋緩和（第73頁）。伸展拉筋時要避免反彈力道，請放慢速度左右腳各做10秒，確實做到每個步驟，就能保持比目魚肌與腓腸肌柔軟。

腰部疼痛大多起自腓腸肌僵硬，所以一定要伸展腓腸肌，適度刺激腰部肌肉。患有慢性腰痛的人，伸展時會相當難受。千萬不要著急，也不要太過勉強自己，請每天耐心拉筋，腰痛就會改善。

「血液循環不良」是膝痛的大敵！

隨著年齡增長，膝蓋軟骨也會磨損，引發骨關節炎，造成膝痛或腰痛。日本60歲以上的人有40%，約1千萬人有此困擾。橫濱市立大學醫學部，持續研究膝蓋軟骨再生的治療法，使中老年人的軟骨再生的醫療技術不斷進步中。

做運動長時間操練膝蓋，上了年紀又很少走路，腳部肌肉退化，膝蓋就容易痛。如果加上體重增加，膝蓋的負擔也會變大。**走平地時膝蓋要承受2～3倍的體重，上下樓梯時約4倍，跑步時約6倍。**所以體重40公斤的人上下樓梯時，膝蓋就要承受160公斤的重量；體重80公斤的人，膝蓋則要承受320公斤重量。

●仔細揉按小腿肚，讓雙腳找回順暢血流

姿勢不良也會造成腰痛、膝痛。人類的脊椎為了維持身體平衡會呈現S狀的弧形，但是腹部突出的人重心就會往前移動，**使脊椎弧形承受莫大的負擔。這樣會使腰部肌肉僵硬，血液循環變差並壓迫神經，導致腰痛發作。**

「血液循環不良」更是膝痛大敵！膝蓋軟骨磨損後，會用血液運送的營養再生並修復，所以血液循環不良時，營養成分便無法順利送達。減緩了軟骨的修復的速度，因而出現膝蓋疼痛。

紓緩膝蓋疼痛，首推促進腳部血液循環的按摩法。仔細揉揉小腿肚，就能緩解這些疼痛症狀！

揉揉小腿肚，全身上下都變輕鬆！

幾乎每個人都有過「肩膀痠痛」的症狀。「痠痛」說穿了就是「肌肉緊張」。不只肩膀，其實眼周、頸部、後背、腰部，各處肌肉都會痠痛，有時還會硬得像鐵板一樣。

除了揉捏僵硬的地方，大家應該都有各自的「紓緩秘技」，例如用熱毛巾熱敷、捶一捶、肩膀上下活動、夾緊肩胛骨、伸展背部、扭腰等等。其實只要血液循環變好，肌肉自然不會感到疲勞。接下來要介紹給大家，非常有效又簡單的「痠痛退散」絕招！

●電腦族、久站工作產生的不適，按摩小腿立刻變舒服

小腿肚按摩法對付「全身痠痛」也有驚人效果。一位每天坐在電腦前工作的患者，全身嚴重痠痛，還兼有眼睛模糊、頭痛的症狀。

我對他說「那就來按摩吧！」便開始按摩他的小腿肚。

一開始患者生氣地說：「我是想請妳按摩肩膀！」

於是我向他說明：**「痠痛這麼嚴重時，必須先放鬆小腿肚改善血液循環，解除全身的緊張狀態比較好喔！」**

按摩一段時間後，對方半信半疑的表情終於緩和下來，還認同我的說法：「原來完全不碰觸僵硬的地方，也能紓緩症狀啊！」

還有一位經營蛋糕店的患者，每天都要站著招待客人，後背與腰部痛得難以忍受，他說：「休息時只是轉動一下腳踝，按摩小腿肚2～3分鐘，最後伸展阿基里斯腱。現在到了傍晚也不會像以前那麼累，而且全身痠痛都消失了。」

小腿肚按摩法可以「放鬆全身肌肉」

我們在睡覺時，肌肉還是會不停運作。除了活動身體需要使用肌肉，肌肉還要周而復始地伸縮，才能發揮幫浦功能，促進血液循環。

長時間強力使用肌肉，幫浦功能會無法發揮作用，造成血液凝滯。讓肌肉陷入缺氧狀態，乳酸等疲勞物質就會難以排解。可是肌肉仍持續運作，導致疲勞物質不斷囤積。惡性循環之下肌肉會喪失柔軟度，變得硬梆梆，也就是「痠痛」真正的原因。

小腿肚按摩法可改善全身血液循環，因此可將新鮮的氧氣送達體內肌肉，讓人全身上下都輕鬆起來。

頭痛、焦躁失眠、手腳冰冷，都是「自律神經」發出的求救信號

常聽到壓力會影響胃部消化不良，但只要開始做小腿肚按摩法，煩惱或精神緊張竟然也會跟著減少，還會感覺小腿肚變緊實，敏銳反應出身心狀態。換言之，**觀察「小腿肚」就能得知體內的自律神經或荷爾蒙是否失調。**

「自律神經失調」是精神方面的壓力所引起。私生活、工作環境、人際關係、健康狀況、生活不正常等複雜的因素使人情緒不穩，導致自律神經失調，因此出現心神不安、失眠、憂鬱等症狀。

自律神經亢進時心臟會跳不停，而且它的運作無法靠人的意志控制。自律神

經分布於所有內臟，與分泌、循環、呼吸系統等息息相關。人體60兆個細胞運作皆由「交感神經」與「副交感神經」調節，兩者取得平衡，才能維持健康。

睡眠不足、壓力都會讓小腿肚變「僵硬」

緊張、生氣、努力達成目標時，交感神經會亢進，屬於冷卻身體的神經。放鬆、有睏意時，則是副交感神經亢進，是溫熱身體的神經。

最傷腦筋的是，太拼命工作或持續睡眠不足，長期處於壓力的狀態下，就會影響自律神經，使交感神經亢進，造成手腳冰冷、生理運作失調。

人類的身心健康關係密切，**自律神經一旦失調，就會出現頭痛、焦躁不安、失眠、手腳冰冷、拉肚子、便秘、臉紅、發抖等症狀。**一般而言，女性又比男性更容易出現自律神經失調的症狀。因為女性有生理期、懷孕、生產、更年期等特殊生理狀況，自律神經及荷爾蒙的影響更強烈。

女性珍貴的卵巢與子宮，也會受寒

預防、治療疾病最重要的關鍵，就是避免控制人體運作的自律神經失調，接下來將進一步詳細說明。

自律神經失調會誘發的疾病包括：癌症、憂鬱症、更年期障礙、風濕、帕金森氏症、潰瘍性大腸炎、高血壓、糖尿病、C型肝炎、胃潰瘍、耳鳴、頭暈目眩、重聽、白內障、偏頭痛、顏面神經麻痺、膝蓋痛、腰痛、圓形禿、前列腺肥大症、頻尿、失眠、手腳冰冷、痔瘡、便秘、香港腳等，族繁不及備載。

這些只是自律神經失調會引發的部分疾病而已。

自律神經失調，會讓手腳又冰又冷

換言之，**健康的關鍵便是「保持自律神經平衡」。自律神經可調節心臟跳動、呼吸、體溫、能量代謝等維生機能。**

天氣變冷時，人體會從體表會變冷。而為了避免熱能散失，自律神經會收縮皮膚血管。體溫是藉由內臟或肌肉等細胞活動產生熱能，再變成溫暖的血液送至全身上下。

接觸到戶外的冷空氣時，身體會將大量的血液送達皮膚，造成血液變冷而體溫下降，因此會啟動自律神經避免體溫下降。

寒冷時手腳會無法動彈。這是為了保護內臟或大腦這些重要部位，所以「末端」血液才會減少，其中令人意想不到的卵巢與子宮也屬於末端，容易受寒。當身體與自律神經過度反應時，就會形成手腳冰冷。

●正經八百、過度壓抑的個性，要小心自律神經異常

控制皮膚或手腳動脈收縮的是交感神經。交感神經與副交感神經各司其職，其中一方收縮時，另一方就會鬆弛，像翹翹板一樣對立運作。

例如交感神經抑制腸胃蠕動，副交感神經則會促進腸胃蠕動。當「自律神經保持平衡」，交感神經與副交感神經大約每隔12小時輪班一次，**白天交感神經亢進，夜晚副交感神經作用，使人適時清醒、休息。只要某一方太過亢進，就會導致血液循環不良、手腳冰冷。**

自律神經常受情緒左右，工作或育兒時焦躁不安、煩惱、過勞、壓力，或是相反的無精打采、睡眠不足時，就會自律神經失調。接著出現「手腳冰冷但臉部潮紅、全身倦怠卻心悸」的症狀，造成頭暈目眩、心神不安、生理期不順等。

容易自律神經失調的人，通常也有過敏或虛弱體質、站立起身時容易頭暈、手腳冰冷、容易暈車、生理紊亂、生理痛等。個性內向、壓抑情感、杞人憂天、

情緒不穩定、易怒、正經八百且忍耐度高的人，也是容易累積壓力的人，要更加小心自律神經異常。

揉揉小腿肚，每天都能有好心情！

讓自律神經維持正常最快的捷徑，就是「早睡早起」。每天早上好好曬曬陽光，人稱「快樂荷爾蒙」的血清素就會大量分泌，使生理時鐘歸零。重要的是，血清素還可以調整自律神經，使其維持平衡。

為了早上起床時能神清氣爽，睡前必須讓交感神經安定，並促使副交感神經充分運作，才能進入熟睡狀態。第2章中也有提到，小腿肚按摩法的助眠效果，能讓原本需要花2小時哄睡的小孩子，2分鐘就開始呼呼大睡。

有空就揉揉小腿肚並養成早睡早起的習慣，維持好心情，擺脫焦躁不安的情緒，使自律神經正常運作。

「荷爾蒙」與小腿肚的神祕連結

人體內存有女性荷爾蒙、成長荷爾蒙、甲狀腺荷爾蒙等，大家對「荷爾蒙」一詞並不陌生，但對它的本質卻不太瞭解。

人體有100種以上的荷爾蒙，這些物質只會極少量運作，調整各種生理機能，來維持身體健康，可說是一種「體內潤滑油」。甲狀腺、腎上腺、卵巢等全身各器官都會製造出荷爾蒙，在附近的細胞運作，有些也會釋放到血液中，運送至遠處的細胞發揮作用。

健康的小腿肚居然還可以改善「內分泌失調」！

人體具備「平衡」機制，能使身體狀態保持穩定。當體內水分不足時，會分泌出維持血壓以及防止水分流失的荷爾蒙，使腎臟濃縮尿液。此外，大腦還會分泌感到口渴的荷爾蒙，提醒我們補充水分。**所謂「荷爾蒙失調」是指水分不足卻不會感到口渴的異常現象。於是100種以上的荷爾蒙，會一個接一個運作失常，使體內變成無政府狀態。**

交感神經長期緊張、睡眠變淺、手腳冰冷引起失調現象，都是許多現代人特有的症狀。此時只要好好揉揉小腿肚放鬆一下，讓身體溫熱起來，馬上就能改善失眠、穩定情緒，讓自律神經與荷爾蒙失調的現象逐漸好轉。

改善過敏，每天按揉小腿肚提升代謝力

日本環保署估算，目前約三成日本人有花粉症困擾，經常出現鼻子癢、鼻水流不停、眼睛紅腫、眼睛癢、一直打噴嚏等症狀。另外，針對東京粉領族做問卷調查，也有六成苦惱於「罹患花粉症」。

一般認為花粉症是杉木、檜木、豬草、艾草等植物花粉，受到混凝土與柏油反彈，在乾燥狀態下大量飄散，或是廢氣等環境污染物質所引起。壓力過大自律神經失調，也會使過敏症狀雪上加霜。

得到過敏性皮膚炎或氣喘的人，不分男女老幼都有增加的趨勢，全世界多數人都屬於過敏體質。人體與生俱來的「自然治癒力」，可以自己修復身體。例如割傷或擦傷時，能覆蓋傷口；感冒發燒時，則能提高免疫力，趕走病毒。

而過敏現象，是原本應該保護身體的自癒力，反過來攻擊身體。食物過敏、金屬過敏、動物過敏、鼻炎、皮膚炎、結膜炎等，各種數不清的過敏症狀便由此衍生。

提升「代謝」，就能讓過敏斷根

改善過敏現象最關鍵的一點，就是「提升代謝」。承前所述，代謝是將飲食中攝取的營養素，轉換成各種形式加以利用。然後將不需要的物質排泄出去，是維持生命不可或缺的系統。

代謝能力好，就可以活化生理機能，使血液、內臟、骨頭、肌膚、毛髮、指甲等體內各種組織細胞修復再生，使自癒力與免疫力正常運作。

代謝良好的特徵

- 有活力、不容易感到疲勞、血液循環順暢、不會手腳冰冷、睡眠與排泄正常、肌膚有光澤。
- 胃口佳、不容易變胖。

代謝不佳的特徵

- 時常全身無力、容易感到疲勞、經常感冒、夏天身體也會發冷。
- 有便秘傾向、睡不好、肌膚粗糙、容易變胖、看起來比實際年齡老。

不僅過敏性皮膚炎，甚至連頭痛、肩頸痠痛、高血壓、癌症等，幾乎所有的疾病皆源自代謝惡化。而代謝變差的源頭，正是「血液循環不良」。

每天與小腿肚「交流」，就能遠離百病！

再強調一次：只要小腿肚的肌肉柔軟，具備強力的幫浦功能，就能促進全身血液循環，使體溫上升，遠離百病！遺憾的是，大多數現代人的小腿肚都十分疲累，幫浦功能衰退。

長時間站立工作或運動過度造成疲勞累積，或是在辦公室與下班回家後，坐著不動一整天導致小腿肚功能退化。壓力、空調設備讓人手腳冰冷等，很多原因會影響小腿幫浦功能運作。

小腿肚就像是「守護健康的私人醫師」。請大家務必每天都要和小腿肚交流、觸碰，時常伸展並仔細按摩。

實現「長壽小腿肚」的健康診療室Q&A

Q：如何檢測小腿肚的肌力健康？

A 利用「單腳站立」就能輕鬆檢測。

有個方法可以快速檢測下半身的肌肉與神經機能是否健全，也包括小腿肚肌力，那就是「單腳站立」檢測法。

【單腳站立】檢測法

❶檢查周圍環境，確認地板不滑、不會劇烈搖晃，即使跌倒也不會受傷。

❷雙手插腰。

❸若重心放在左腳，則將右腳抬離地面5公分。

❹當左腳移位或右腳著地時停止測試。

測試無法超過30秒，表示小腿肚相當無力。數據顯示，75歲以上男性約40％的人可以超過20秒，女性則有20％。如果單腳站立未超過20秒，代表即使實際年齡很年輕，但是「小腿肚卻已衰老至75歲」。反過來說，能單腳站立達120秒就代表小腿十分健壯有力。

Q：最適合鍛鍊小腿肚的「運動」？

A「上下樓梯」是最佳小腿肚保健法。

維持小腿肚健康最好的運動，就是上下樓梯。因為可以充分伸縮阿基里斯腱，小腿肚的肌肉也能徹底伸展，強化幫浦功能。若覺得爬樓梯非常辛苦，只做下樓梯的動作也能看出效果。

要將樓梯當作生活中最棒的「小腿肚健身房」，養成習慣「有樓梯就爬，盡量別搭電梯」，遵行這個原則，就能在不知不覺中活化小腿肚。走完樓梯千萬別忘了也要按摩一下小腿肚！

不一定要劇烈運動鍛鍊小腿才算「健康」。運動員的小腿肚反而會造成肌肉疲勞、膝蓋積水、阿基里斯腱發炎、膝蓋或腳踝韌帶疼痛等運動傷害。

醫生們也常建議患者「多走路能改善糖尿病、每天走一萬步就能遠離代謝症候群」，很多人為了健康每天走個不停，結果卻產生膝蓋疼痛。多走路，的確可以消耗卡路里、促進代謝，使血糖下降。但是腳一痛就會更不想動，得不償失。對身體有益的事，實在很難一舉數得。因此我會建議大家：「**雙腳劇烈活動後，請花相同的時間按摩小腿肚放鬆**」。

Q：一到傍晚小腿就會水腫，該怎麼辦？

A 仔細按摩小腿肚，搭配使用「加壓襪」。

在腦梗塞等嚴重疾病發作前，身體會出現「血液循環不良、手腳冰冷、血栓容易形成」的信號。請積極按摩小腿肚，改善血液與淋巴液循環。

例如上班空檔，可以坐在椅子上按摩小腿肚1分鐘（請參考第58～61頁）。或是在休息時間轉動腳踝，揉揉小腿肚，讓囤積在腳部的血液，往心臟方向回流。每天晚上洗完澡後，也非常適合按摩小腿肚。

另外也很推薦使用「腿部加壓襪」，**加壓襪可以「降低腳尖壓力，強力壓迫腳踝，分段將70％的壓力落在小腿肚、40％的壓力落在大腿」**。

加壓襪原本是歐盟各國，為了預防血栓症，專門替長時間站立或坐著工作者開發設計的醫療用品，因此可放鬆腳尖促進血液循環，使腳踝以上部位的血液及淋巴液能夠往上流動。

Q：小腿經常抽筋令人困擾，該如何預防呢？

A

充分攝取水分與礦物質、睡眠充足，注意小腿肚保暖並隨時按摩。

小腿肚或腳底肌肉突然痙攣且伴隨劇痛，就代表小腿抽筋了。鑽進被窩呼呼大睡、天快亮時，正想伸伸懶腰卻有劇痛襲來；或是在游泳時，腳部突然抽筋讓人措手不及。

有過這類經驗的人，回想當時的身體狀況。很有可能是身體或雙腳疲累不堪，或沒做暖身運動就下水游泳？也可能是不健康、缺乏運動的生活已經持續一段時間？

研究發現小腿肚抽筋的原因，來自於乳酸（疲勞物質）、水分與礦物質、維生素不足、飲酒過量、運動不足等。 運動過度或過勞，使全身上下疲累不堪，乳酸也會累積在肌肉，導致疼痛或痙攣。

礦物質可以維持肌肉收縮與鬆弛平衡，當礦物質不足時，肌肉便會異常收縮，引起疼痛。 除了飲食會造成礦物質不足以外，突然劇烈運動、手腳冰冷、血液循環不良時也會缺少礦物質。

維生素不足則會使手腳末端麻痺疼痛。代謝酒精必須消耗大量維生素，所以

喜歡喝酒的人，常會因為維生素不足導致小腿抽筋。

坐辦公室的人由於長時間坐著不動，走路容易「拖著腳」，幾乎不會活動到阿基里斯腱或腳踝。這種**「退化」的小腿肚，也會造成抽筋。**

小腿肚常抽筋的人，小腿肚通常十分僵硬，或是反過來非常柔軟，但實際上肌肉深處存有硬塊，而且只要輕壓一下，就會痛到跳腳。腳特別容易抽筋的人，可以摩擦小腿肚放鬆，減輕疼痛，剛洗好澡時按摩的效果最好。而小腿肚抽筋的處理方法，就是「伸展小腿肚的肌肉」。

預防【小腿抽筋】3大招

❶ 雙腳伸直，右手壓住膝蓋，同時利用左手慢慢將雙腳的腳尖往臉的方向彎曲，伸展小腿肚肌肉。

❷ 睡覺時抽筋的話，若身邊有牆壁時，可直接將腳底用力踩牆壁或地板。

❸ 身邊有人時，可以請對方幫忙往膝蓋壓腳板。

Q：稍微揉一下，小腿就劇痛無比，怎麼辦？

A 一開始先以手掌摩擦，長期持續按摩便可讓小腿肚功能回復！

雖然不會難受到需要上醫院，但只要稍微刺激小腿肚，就會痛到眉頭深鎖。這樣的人多半屬於「年輕時曾是運動員，但現在卻長時間坐著、工作壓力大，放假也常常窩在家裡」。運動員時期鍛鍊出來的結實肌肉，因為失去舞台而僵硬退化，變成英雄無用武之地。

因長時間疏忽造成小腿肚「硬化」，必須用心有毅力地慢慢回復健康。一開始請先由輕度按摩做起，例如第3章「小腿肚自癒按摩法」的腳趾猜拳、轉動腳踝關節操、摩擦或輕輕拍打小腿肚（第63～64、66～67頁）。

按摩請使用手掌，腹式呼吸時則要緩慢吐氣，同時手用力按壓，這樣就能減輕疼痛。

Q：蘿蔔腿粗到塞不進靴子，什麼運動可以瘦小腿？

A 踮腳或踮腳尖走路，效果絕佳。

喜歡穿靴子趕流行的女性不斷增加，大家都想擁有纖細勻稱的美腿。想讓小腿變緊實，就要先讓肌肉承受「負擔」，也就是要施加壓力。但是，運動後會讓雙腳痠痛的運動並不恰當。**隨時隨地想做就做，不會造成痠痛又效果絕佳的瘦小腿運動，就是「踮腳尖」與「踮腳尖走路」。**

做家事、通勤站著時、散步途中，想到就踮起腳尖；如果正在走路，也可直接踮著腳尖走，覺得累便馬上停止。而且做完後切記一定要按摩小腿肚。這樣一來後背會挺直，站立時也能保持良好的平衡，變得不容易駝背，美化身體姿態。

習慣踮腳後，還可以做進階動作：**踮腳時上下移動腳跟、踮腳上下樓梯、踮**

腳做深蹲動作。將難度調高請量力而為，避免拉傷。無論是按摩或小腿運動都必須適可而止，一邊放鬆小腿肚一邊進行。

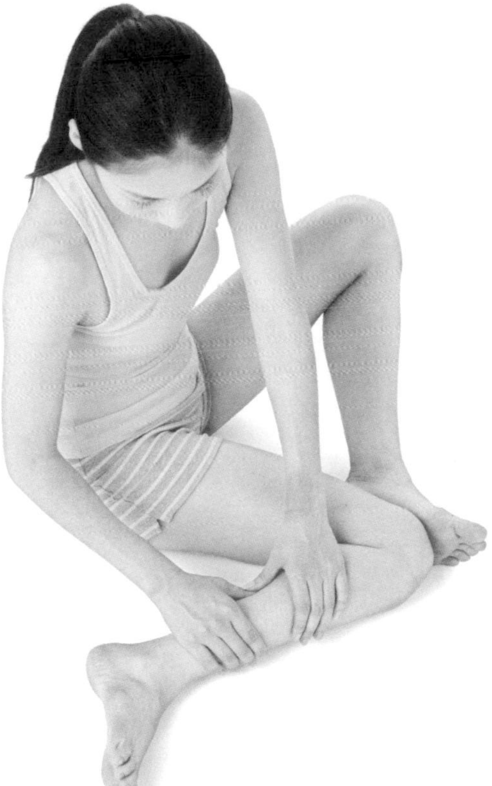

後記

「小腿肚」是你終生的健康夥伴

機緣巧合、緣緣不斷，可說是我與「小腿肚自癒按摩法」初遇的最佳註腳。一開始先是結識了提出自律神經免疫理論的安保徹教授（新潟大學研究院醫學部教授），後來才認識安保教授的醫學院同窗，醫學博士加藤信世。

10年前，經由加藤博士引見，首次與兩名同事接受石川洋一醫師的小腿肚按摩法。我們3個人按摩小腿肚不到5分鐘，都體驗到全身大汗淋漓的驚人效果。

其中一人的腰痛宿疾，竟然當場獲得緩解。

治好重感冒和數十年的全身過敏性皮膚炎

最令人驚訝的，就是加藤博士發生的變化。當天加藤博士的感冒遲遲未癒，虛弱得如同臥病在床的患者。戴著口罩不斷咳嗽卻說：「我正在發燒，什麼都吃不下。但是心想要是錯過這次機會，不知道什麼時候才能再介紹石川先生給大家認識。」所以他拖著極度不適的身體，特地帶我們前往拜訪。

但是加藤博士接受石川醫師的小腿肚按摩之後，**他原本相當嚴重的咳嗽，居然馬上止住了。後來吃晚餐的時候，也能正常談話**，一邊笑著，一邊和大家享用美食。天差地遠的變化，他本人也非常驚訝。幾天後，加藤博士還精神飽滿地來電說：「我的感冒全部好了！」

體驗過小腿肚按摩法的威力後，我又多次前往石川醫師的診所按摩。常遇到一位60幾歲的女性，她說自己數十年的全身過敏性濕疹也因此根治了。

以前不管到哪家醫院接受治療，服用各種藥物，病情還是持續惡化，臉部、手腕、腹部、腳部，會一直亂抓到皮膚潰爛流血，但讓石川醫生按摩小腿肚後，症狀就逐漸好轉。**兩年半後，從指尖到髮際都不癢了，肌膚也恢復美麗**，她一邊說著還感動流下眼淚。

這些都是真實的病例。身為外科醫生的石川先生，雖然原本活躍於美國與日本醫界，但小腿肚按摩療法的驚人功效，的確值得他捨棄手術刀投入研究。

消除妻子的膝蓋疼痛，能夠正常行走、跪坐

另外還有一個令人感動故事。我的妻子長期因膝蓋疼痛，不但無法跪坐，連上下樓梯也有困難。即使請針灸師進行治療，也完全沒有改善。因此接受石川醫師指導後，我便親自為妻子進行小腿肚按摩法。

一開始她的小腿肚十分僵硬，手指一壓就會痛到受不了。但按摩幾次放鬆肌肉後，僵硬與疼痛都獲得紓緩。現在我還是會每週幫自己與妻子按摩小腿肚數

次。**在小腿肚按摩法的幫助下，妻子不但能正常行走，還可以跪坐、爬樓梯。**

我已經78歲了，對自己的小腿肚還是引以為傲，它仍然是最佳的「現做麻糬」狀態，每天還能輕輕鬆鬆走上兩萬步。

●推廣小腿肚健康法，能讓更多人得到幸福！

為了大眾的身心健康，我們興起將小腿肚按摩法普及化的想法，於是成立了石川醫師認可的官方網站（http://www.fukurahagi.com/）。截至目前為止，已有超過70萬人瀏覽。

除此之外，身心健康堂與身心養生苑，也數度邀請石川先生公開演講，並錄製成DVD。本院所施行的按摩法，也導入了「小腿肚自癒按摩法」。作者槙孝子女士，是身心健康堂的院長兼治療師，同樣對小腿肚自癒按摩法滿懷熱忱，用心研發最佳方式為病患按摩小腿肚。

探索小腿肚自癒健康法時，我還發現到一件事。**安保徹教授的自律神經免疫理論，與本書的小腿肚按摩理論，觀念居然完全一致！**有興趣的人，不妨參考安保教授著作對照看看。

石川醫師一生堅守醫職，於2009年辭世、享壽80歲。他捨棄外科醫師的光環，花30年時間傾注全力研究小腿肚自癒按摩法，如此堅強的信念與氣度，令人敬佩萬分。我下定決心要在有生之年承繼石川醫師大志，至今仍深感任重而道遠。

為了報答石川醫師，即使力薄才疏我仍會竭盡心力推廣，使每個人都能居家進行小腿肚自癒健康法，找回身體健康。

身心健康堂・身心養生苑　鬼木　豐

HealthTree 健康樹系列029

揉揉小腿肚的驚人自癒奇蹟

70%的血液集中在人體「下半身」，天天按摩小腿，疾病就會慢慢改善！
長生きしたけりゃ　ふくらはぎをもみなさい

監　　修	鬼木豐
作　　者	槙孝子
譯　　者	蔡麗蓉
出版發行	采實文化事業有限公司 100台北市中正區南昌路二段81號8樓 電話：（02）2397-7908 傳真：（02）2397-7997
電子信箱	acme@acmebook.com.tw
采實官網	http://www.acmestore.com.tw
采實文化粉絲團	http://www.facebook.com/acmebook
總編輯	吳翠萍
主　　編	陳鳳如
執行編輯	洪曉萍
業務經理	張純鐘
業務專員	邱清暉、賴思蘋
行銷組長	蔡靜恩
美術設計	張天薪
內文排版	菩薩蠻數位文化有限公司
製版・印刷・裝訂	中茂・明和
法律顧問	第一國際法律事務所 余淑杏律師
ISBN	978-986-6228-89-6
定　　價	280元
初版一刷	2014年2月27日
劃撥帳號	50148859
劃撥戶名	采實文化事業有限公司

國家圖書館出版品預行編目資料

揉揉小腿肚的驚人自癒奇蹟：70%的血液集中在人體「下半身」，天天按摩小腿，疾病就會慢慢改善！／槙孝子作；蔡麗蓉譯. -- 初版. -- 臺北市：采實文化，民103.2　面；　公分. --（健康樹系列；29）
譯自：長生きしたけりゃ　ふくらはぎをもみなさい
ISBN　978-986-6228-89-6（平裝）
1.健康法　2.長生法
411.1　　102026168

NAGAIKI SITAKERYA FUKURAHAGI WO MOMINASAI
Supervised by YUTAKA ONIKI,

久站 長期 久坐

足護士® Foot Nurse

常水腫　腳好酸　腳好痛

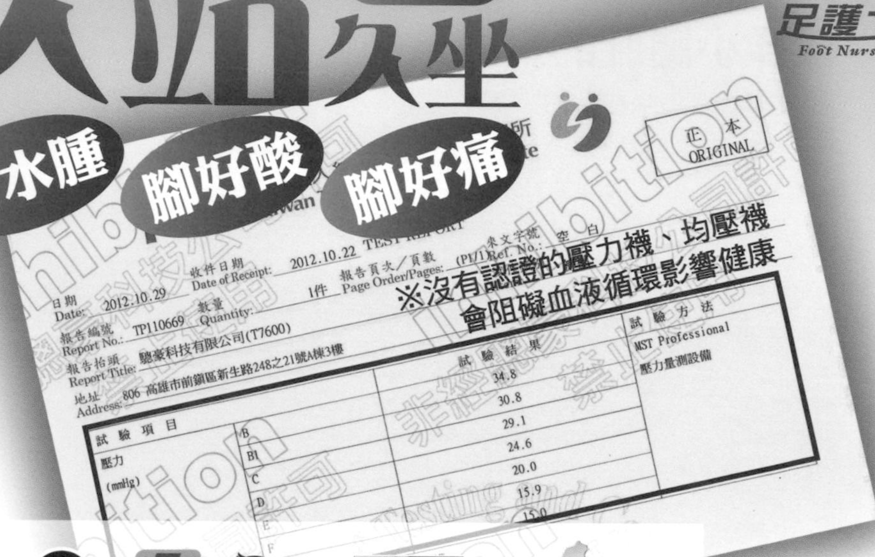

※沒有認證的壓力襪、均壓襪會阻礙血液循環影響健康

FDA K101906　合格商品檢驗 (J)C1 73795　MEDICAL DEVICE 1005049365　ISO:13485 醫療器材製造標準　RAL:12.2.10691　http://www.mittw.org.tw NO.01700071

小心！靜脈曲張、蘿蔔腿找上你

足部是人體第二心臟，小腿就是導管，保健超Easy

- 每天久站久坐，血液循環變差
- 選購合格漸進式壓力襪，腿部不浮腫
- **美肌刻**壓力襪經美國FDA、德國RAL、GMP醫療器材、優良製作、台灣MIT等認證，合格正確的壓力襪讓你選得安心，穿得放心

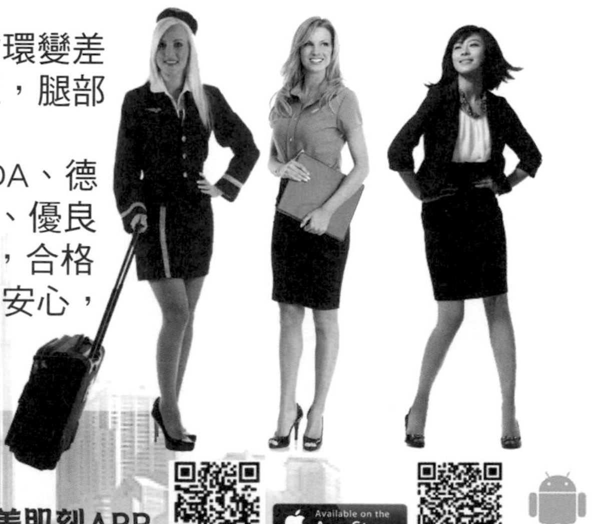

美肌刻APP 馬上 GO

IOS掃我下載　android掃我下載

高市衛署器廣字10210004號

廣	告	回	信
台北郵局登記證			
台北廣字第03720號			
免	貼	郵	票

采實文化 ACME PUBLISHING 采實文化事業有限公司

100台北市中正區南昌路二段81號8樓

采實文化讀者服務部　收

讀者服務專線：(02) 2397-7908

揉揉小腿肚の驚人自癒奇蹟

1日5分鐘

【18招全圖解】

增強小腿力指壓法大公開

70%的血液集中在人體「下半身」

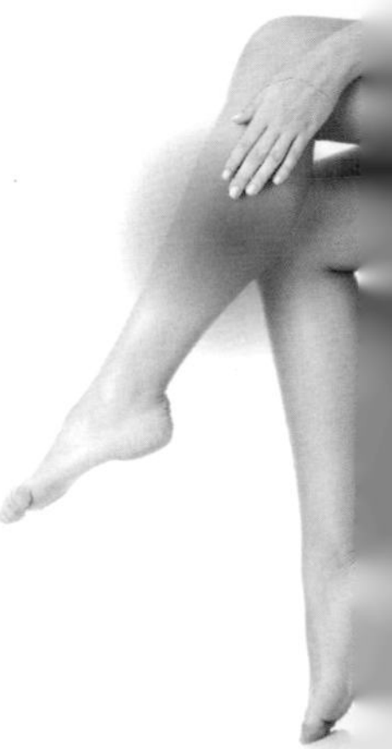

HealthTree
健康樹 **系列**專用回函

系列：健康樹系列029
書名：揉揉小腿肚的驚人自癒奇蹟

讀者資料（本資料只供出版社內部建檔及寄送必要書訊使用）：

1. 姓名：
2. 性別：☐男 ☐女
3. 出生年月日：民國　　年　　月　　日（年齡：　　歲）
4. 教育程度：☐大學以上 ☐大學 ☐專科 ☐高中（職） ☐國中 ☐國小以下（含國小）
5. 聯絡地址：
6. 聯絡電話：
7. 電子郵件信箱：
8. 是否願意收到出版物相關資料：☐願意 ☐不願意

購書資訊：

1. 您在哪裡購買本書？☐金石堂（含金石堂網路書店） ☐誠品 ☐何嘉仁 ☐博客來
   ☐墊腳石 ☐其他：＿＿＿＿＿＿＿＿（請寫書店名稱）
2. 購買本書日期是？＿＿年＿＿月＿＿日
3. 您從哪裡得到這本書的相關訊息？☐報紙廣告 ☐雜誌 ☐電視 ☐廣播 ☐親朋好友告知
   ☐逛書店看到☐別人送的 ☐網路上看到
4. 什麼原因讓你購買本書？☐對主題感興趣 ☐被書名吸引才買的 ☐封面吸引人
   ☐內容好，想買回去做做看 ☐其他：＿＿＿＿＿＿＿＿（請寫原因）
5. 看過書以後，您覺得本書的內容：☐很好 ☐普通 ☐差強人意 ☐應再加強 ☐不夠充實
6. 對這本書的整體包裝設計，您覺得：☐都很好 ☐封面吸引人，但內頁編排有待加強
   ☐封面不夠吸引人，內頁編排很棒 ☐封面和內頁編排都有待加強 ☐封面和內頁編排都很差

寫下您對本書及出版社的建議：

1. 您最喜歡本書的特點：☐實用簡單 ☐包裝設計 ☐內容充實
2. 您最喜歡本書中的哪一個章節？原因是？
3. 您最想知道哪些關於健康、生活方面的資訊？
4. 您希望我們出版哪一類型的健康、心靈啟發書籍？